谨以此书献给北京协和医学院

建校一百周年

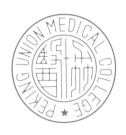

北京协和医学院建校一百周年图史

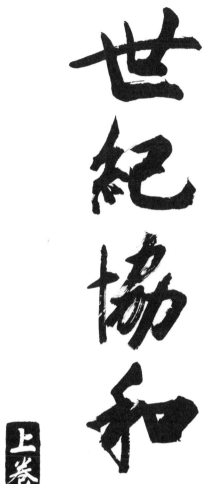

世紀協和

上卷

PICTORIAL HISTORY OF
PEKING UNION MEDICAL COLLEGE

1917～2017

北京协和医学院校史研究室　编著

图书在版编目（CIP）数据

世纪协和——北京协和医学院建校一百周年图史 / 北京协和医学院校史研究室编. — 北京：中国协和医科大学出版社，2017.9

ISBN 978-7-5679-0876-5

Ⅰ.① 世… Ⅱ.① 北… Ⅲ.① 北京协和医学院–史料–图集 Ⅳ.① R-40

中国版本图书馆CIP数据核字（2017）第179537号

世纪协和——北京协和医学院建校一百周年图史

编　　著：北京协和医学院校史研究室
责任编辑：顾良军

出版发行：中国协和医科大学出版社
　　　　　（北京东单三条九号　邮编 100730　电话 65260431）
网　　址：www.pumcp.com
经　　销：新华书店总店北京发行所
印　　刷：北京华联印刷有限公司

开　　本：965×635　　1/8开
印　　张：30
字　　数：400千字
版　　次：2017年9月第1版
印　　次：2017年9月第1次印刷
定　　价：380.00元（上下卷）

ISBN 978-7-5679-0876-5

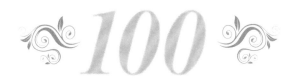

北京协和医学院建校一百周年图史

《世 纪 协 和》

编 委 会

主　　　编：曹雪涛　李国勤

副 主 编：姚龙山　郑忠伟　工云峰　张　勤　张抒扬　张　学

顾　　　问：（按姓氏笔画为序）

　　　　　　巴德年　刘德培　郑超强　钱昌年　董炳琨

执 行 主 编：林长胜

执行副主编：刘　静　王　影

编　　　委：刘　芳　汤国兴　刘玉刚　栾童林　徐宝义　刘文浩

　　　　　　尹晶晶　张志宇

前　言

作为中国现代医学教育的开拓者，北京协和医学院已经走过了一个世纪的沧桑历程。百年协和始终与祖国和人民同呼吸、共命运，她不仅开创了我国八年制医学教育和高等护理教育的先河，而且培养造就了一大批享誉世界的医学精英人才。协和百年的历史，本身就是一部中国现代医学发展史的缩影。

1917年，在世界医学教育改革与发展的大潮中，洛克菲勒基金会创办了以培养医学精英人才为目标的北京协和医学院。上世纪20年代协和首创的公共卫生教育，成为了世界各国学习的样板。抗战期间，协和人奔赴大江南北，以实际行动服务民众、共赴国难。新中国成立后，在中国共产党的领导下，协和引领了我国重大传染病的研究防治工作，取得了举世公认的成就。改革开放后，协和人创造了多项世界第一，填补了大量国内空白。进入新世纪，协和努力构建高端医学平台，引领我国医学教育改革方向，为健康中国建设保驾护航，发挥了"国家队"和"排头兵"的作用。

根据国家发展战略总体布局，北京协和医学院与中国医学科学院实行院校合一的管理体制，形成了医教研产防五位一体的发展格局。在院校事业发展过程中，毛泽东、周恩来、刘少奇、朱德、邓小平等老一辈党和国家领导人以各种方式关心爱护专家学者并指导工作。邓小平指示，要千方百计办好协和。江泽民题写了"严谨、博精、创新、奉献"的协和校训。胡锦涛同志来院校实地调研。习近平在中国医学科学院建院60周年的贺信中提出了将中国医学科学院建设成为中国医学科技创新体系核心基地的重要指示。

经历了世纪风雨，北京协和医学院始终坚持"小规模招生、高层次培养、高质量输出"的办学宗旨。在长期的办学实践中，协和凝练出"坚持医学精英教育、实行高进优教严出、注重能力素质培养、强调三高三基三严、开放办学

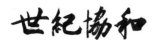
博采众长、传扬优良文化传统"的办学特色。

　　在庆祝北京协和医学院百年华诞之际，校史研究室编辑出版了北京协和医学院建校一百周年图史——《世纪协和》（上、下卷）一书。这些图片及背后的故事，纵使时光久远，岁月悠长，却历久弥新。这段历史，必将激励我们不忘初心、继续前进。

　　　　　　　　　　　　　　　　　曹雪涛　　王国钧

目 录

中国医学科学院 北京协和医学院
教学 科研机构示意图

2006
病原生物学研究所　　地点：北京

1996
护理学院　　地点：北京

1986
研究生院　　地点：北京

1983
药用植物研究所　　地点：北京
下设云南分所　海南分所

1960
生物医学工程研究所　　地点：天津

1958
基础医学研究所　基础医学院
地点：北京
药物研究所　　地点：北京
医药生物技术研究所　　地点：北京
医学信息研究所　　地点：北京
医学生物学研究所　　地点：昆明

1921
北京协和医院　临床医学院*
地点：北京

1917
北京协和医学院　　地点：北京

2014
人文和社会科学学院　　地点：北京

1998
继续教育学院　　地点：北京

1989
公共卫生学院　　地点：北京

1984
微循环研究所　　地点：北京

1980
实验动物研究所　　地点：北京

1959
放射医学研究所　　地点：天津

1957
阜外心血管病医院　心血管病研究所*
地点：北京
肿瘤医院　肿瘤研究所*　　地点：北京
整形外科医院　整形外科研究所*
地点：北京
血液病医院　血液学研究所*　　地点：天津
皮肤病医院　皮肤病研究所*　　地点：南京
输血研究所*　　地点：成都

1919
护士学校　　地点：北京

注：* 1957 年划归中国医学科学院

北京协和医学院 1917—2017
停办 复校 更名时间变更表

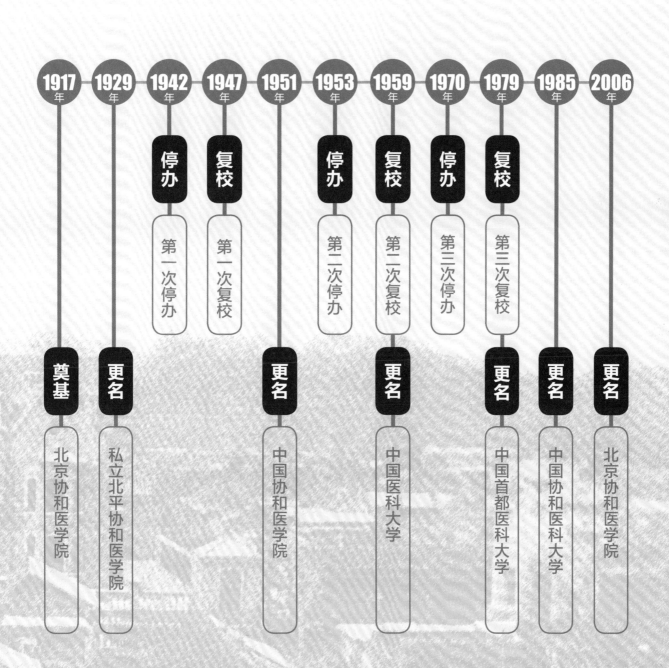

1917年	1929年	1942年	1947年	1951年	1953年	1959年	1970年	1979年	1985年	2006年
		停办	复校		停办	复校	停办	复校		
		第一次停办	第一次复校		第二次停办	第二次复校	第三次停办	第三次复校		
奠基	更名			更名		更名		更名	更名	更名
北京协和医学院	私立北平协和医学院			中国协和医学院		中国医科大学		中国首都医科大学	中国协和医科大学	北京协和医学院

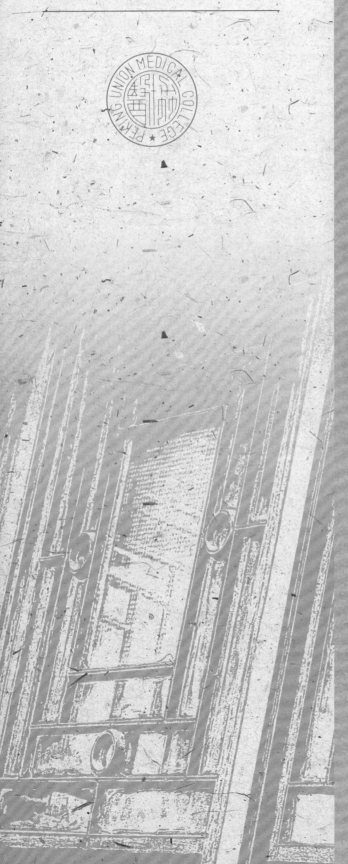

科 学 济 人 道 *Science for Humanity*

世紀協和

PICTORIAL HISTORY OF
PEKING UNION MEDICAL COLLEGE

北京协和医学院
创办的历史背景

传教自由与慈善事业

协和医学堂

对中国医学教育的考察

中华医学基金会

前 编

西医东渐

北京协和医学院建校一百周年图史 世纪协和

PICTORIAL HISTORY OF
PEKING UNION MEDICAL COLLEGE

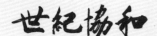

北京协和医学院
创办的历史背景

　　西方医学输入中国的历史，最早可以上溯到 13 世纪，但大量进入中国还是 1840 年鸦片战争之后。西方炮舰政策迫使腐朽没落的满清政府打开大门，使中国沦为半殖民地半封建社会，西方列强以不平等条约为据，派大批传教士涌入中国。于是，办学和施医成为他们进行文化渗透的先导手段。随着西医的引入与传播，中国社会对西医人才的需求日益增加，仅凭来华的传教士和医生已远远不能满足需要，部分教会医院由此开办培训班训练医生助手。至 19 世纪末 20 世纪初，中国各地已陆续建起多所教会医院和医学校，虽名为医学校，但实质上仍是学徒式的培训，规模很小，质量参差不齐。

　　1862 年，英国伦敦会医生雒魏林（Willian Lockart）建立了北京第一所西医院——北京施医院，因医院正门旁竖立了两杆 21 米高的旗杆，故又名"双旗杆医院"。1864 年雒魏林因健康原因回国，由英国爱丁堡大学毕业的医学博士德贞（Dudgeon John）接任。1900 年义和团运动爆发，双旗杆医院毁于战火，此后由英国伦敦会传教士医生科龄（Thomas Cochrane）接办并逐渐恢复重建。

　　20 世纪初，在中国近代医学发展中起到过重要作用的外国传教会传播医学的势头开始衰落，为了挽回颓势，在华医学传教会采取了联合的方式，提出了"协和（Union）"理念，即多家传教会集中资金合办医学院校与医院。以此为背景，1906 年，在英国伦敦会传教士医生科龄的提议下，由在华的英国教会组织"伦敦会"联合"伦敦教会医学会"、"圣公会"以及美国教会组织"长老会"、"美以美会"、"内地会"合作开办了协和医学堂（Union Medical College，简称 UMC），地点在北京东单西总布胡同以南。

　　科龄于 1897 年来华，起初在辽宁开办医院，1900 年来到北京，主持恢复因义和团运动

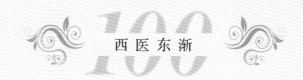

遭到破坏的医院。凭借良好的诊疗技术和出色的交际能力，科龄很快打开局面，并与清廷建立了联系。1905年，通过清廷总管太监李莲英的游说，协和医学堂得到清政府的批准，成为第一个获得中国政府承认的教会医学院。1906年2月12日，协和医学堂举办成立仪式，外务大臣那桐代表清政府出席并宣读了慈禧皇太后的贺辞。1908年，协和医学堂正式开课，学制五年。1910年8月1日（宣统二年六月二十六日），协和医学堂获清政府特批准允办学并颁发了医师执照。

19世纪末，美国"石油大王"亿万富翁约翰·洛克菲勒（John Davison Rockefeller）开始将大量的财富投入慈善事业，其中影响较大的包括捐款支持芝加哥大学、约翰·霍普金斯大学，以及1901年在纽约建立的美国第一个医学研究机构——洛克菲勒医学研究所。1909年，洛克菲勒根据其顾问盖茨（Frederick T.Gates）在中国建立一所大学的建议，派出以芝加哥大学校长伯尔顿（Ernest D. Burton）为首的"东方教育考察团"，目的是"调查远东地区的教育、社会和宗教情况"。考察团历经6个月，参观考察了印度、日本、朝鲜及中国，据完成的报告显示，要在当时的中国建立一所名校并不现实，但中国在医学教育方面有迫切需要。1910年，被视为美国医学教育改革里程碑的弗莱克斯纳（Abrahan Flexner）《美国医学教育报告》（Medical Education in the United States and Canada）公布，洛克菲勒看到了投资医学教育的重要性，特别是1911年他投资的钩虫病防治项目在美国取得成功，让他更加关注医学、卫生和医学教育，开始考虑在中国开办医学院校。1913年5月，洛克菲勒基金会正式成立，其董事会在1914年1月的一次会议上确定在中国进行医学教育投资，并决定派遣医学教育考察团对中国进行专题考察。

1914年4月，第一次中国医学教育考察团到达北京，成员为芝加哥大学校长贾德森（Harry Pratt Judson）、哈佛医学院内科教授皮博迪（Francis Weld Peabody）、美国驻汉口总领事顾临（Roger Sherman Greene）、法学博士麦基斌（George Baldwin McKibbin）。考察团历时4个月，详细考察了中国十几个城市的医学院校和88所医院，并于当年10月21日总结完成了名为《中国的医学》的考察报告，呈交洛克菲勒基金会董事会。报告主要包括：中国的卫生状况；中国本土的医药和外科；西方医学在中国；教会主办医学教育的标准；解剖与尸检；中国人对待现代医学的态度；考察团的建议等七项内容。报告显示，当下的中国疾病横行，卫生状况恶劣，尤其是西方国家施行的各种公共卫生服务几乎不为中国人所知，医学教育水平低下，所有医学院校的师资水平和教学设备都很差，学生的预科教育不足，没有真正令人满意的教学医院，即便是教会医学校，亦存在创立未久、资产规模小、设备简陋、人手不足等诸多问题。因此，考察团对洛克菲勒基金会的首要建议就是参与中国的医疗事业，因为中国对医疗卫生的需求远远超过既往预期，在中国医疗卫生事业各个领域取得进展的机会将相当可观，具体操作上，考察团的建议直接催生了后来北京协和医学院的建立。考察团首先认为，北京是建立一所有影响力的医学院的最佳地点，因为北京从元明清到民国一直都是中国的首都，而且是全国教育中心，易于吸引各地考生，易于影响教育界和政界；其次，考察团提出应尽量与已开展良好工作的教会机构进行合作。虽然协和医学堂在实体规模上还不尽如人意，但拥有稳固的基础和广泛的支持，地理位置绝佳，且是唯一得到中国政府认可的教会医学院，因此建议以适当的方式与协和医学堂进行合作。关于新建医学院的标准，考察团比较了当时盛行的两种看法：一是以较低标准、中文教学，以改善中国急需医学生的现状；二是以高标准、英文教学，培养高级人才。考察团极力推崇后者，此亦成为未来北京协和医学院的办学宗旨。

洛克菲勒基金会非常认可这份报告，并接受了考察团的建议。1914 年 11 月 30 日，投票决定专设"中华医学基金会"（China Medical Board，简称 CMB，又译"罗氏驻华医社"）以主持其在中国的事业，由洛克菲勒之子小约翰·洛克菲勒（John Rockefeller Jr.）担任主席，顾临为驻华代表。1914 年 12 月 11 日，中华医学基金会举行第一次会议，立即开始实施考察团的建议，着手筹建高水平的北京协和医学院。1915 年 6 月，洛克菲勒基金会与英国伦敦会等六家教会达成协议，以 20 万美元购买了协和医学堂的全部资产。

1915 年 8 月，为了更好地落实这项计划，洛克菲勒基金会从纽约派出第二次中国医学教育考察团来华进行了更深入的考察。成员包括当时美国医学界最负盛名的两位教授——约翰·霍普金斯医学院院长韦尔奇（William H. Welch）和洛氏医学研究所的所长西蒙·弗莱克

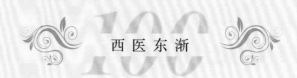
斯纳（Simon Flexner）。他们给协和医学教育设立了高标准："建立一所与欧美同样好的医学院，拥有优秀的师资队伍，装备精良的实验室，高水平的教学医院和护士学校"。他们还建议，入学标准按"美国的大部分优秀医学院的可行的入学标准"，采用长学制英文教学，特别注意选择具有科学探索精神和教学能力，又能激发学生和同行科研兴趣的专职教师。第二次中国医学教育考察团为北京协和医学院的创办，提供了切实可行的指导方针和实施方案。

1916 年 1 月，洛克菲勒基金会和中华医学基金会在纽约正式组建北京协和医学院董事会。"协和医学堂"更名为"北京协和医学院"（Peking Union Medical College，简称 PUMC）。年轻有为的内科教授麦克林（Franklin C. McLean），被任命为北京协和医学院的第一任校长。为了适应世界一流医学院的发展需求，洛克菲勒基金会在购得"协和医学堂"的全部房产后，又以 12.5 万美元，购得东单三条胡同原"豫王府"的全部房产，总面积共 22.6 公顷，用于新医学院的建设。同年，北京协和医学院在美国纽约州立大学注册，北京协和医学院的毕业生同时可获得美国纽约州立大学的博士学位（MD）和文凭，标志着协和一旦创立，即与北美大学具有同等的资质。

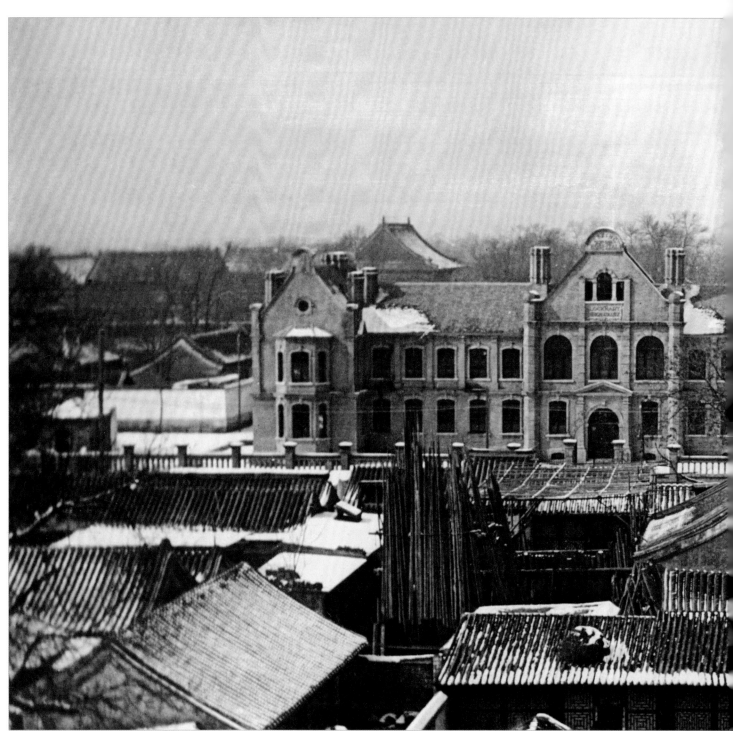

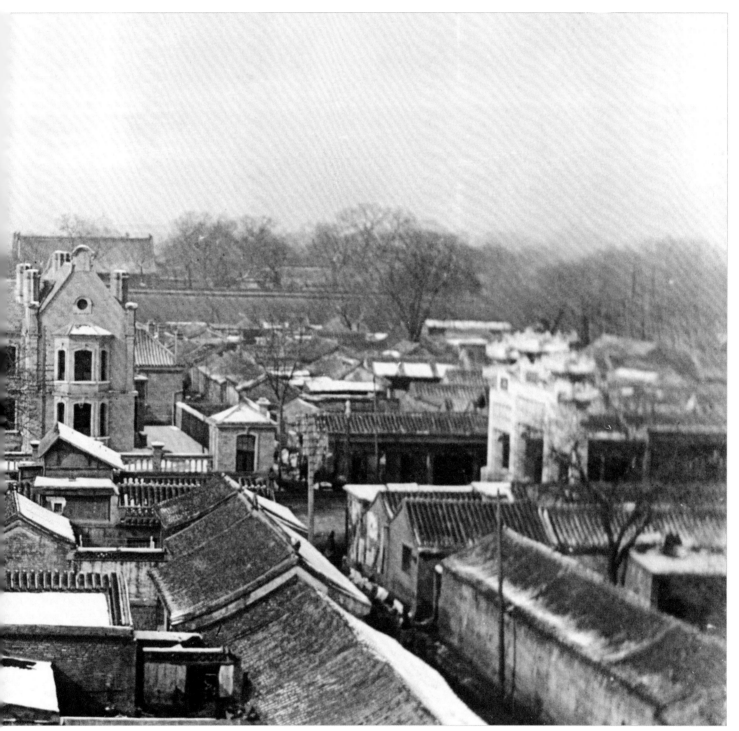

协和医学堂远眺。协和医学堂建成于 1905 年底（光绪三十一年十一月），地点位于北京东单牌楼北石牌坊旁，后面宫殿式建筑为豫王府。

传教自由与慈善事业

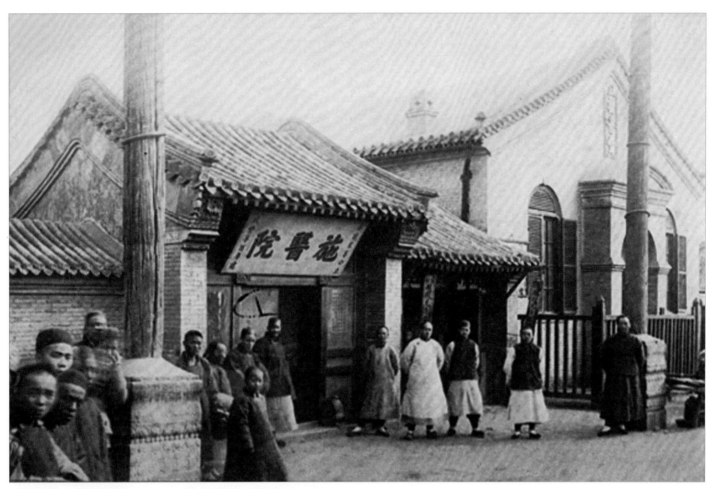

1861年，英国伦敦会医生雒魏林建立了北京第一所西医院——北京施医院。1864年雒魏林因健康原因回国，由英国爱丁堡大学毕业的医学博士德贞接任。由于就诊人员逐渐增多，北京施医院购得位于东城米市大街上的火神庙并搬迁至此。因医院正门旁竖立了两杆21米高的旗杆，故又名"双旗杆医院"。1900年义和团运动爆发，双旗杆医院毁于战火，此后由英国伦敦会传教士医生科龄接办，恢复重建，并在此原址上创建了协和医学堂。

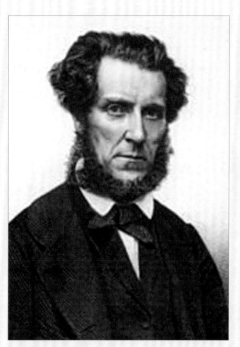

雒魏林（Willian Lockart）

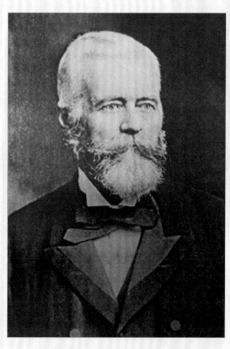

德贞（Dudgeon John）

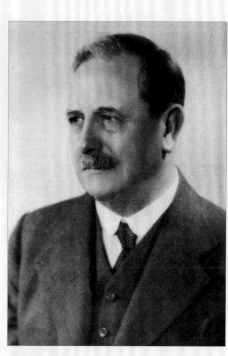

科龄（Thomas Cochrane）

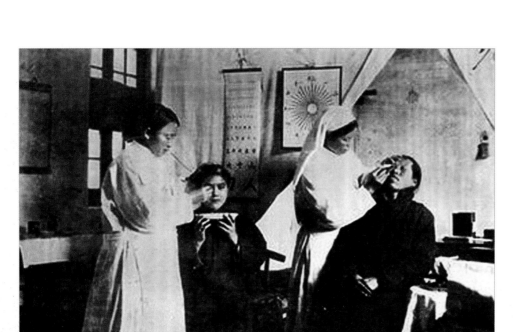

19世纪后期,西方医学大量传入中国,外国教会在各地陆续办起医院,传教医生向居民施医传教,将西方医学引入中国。

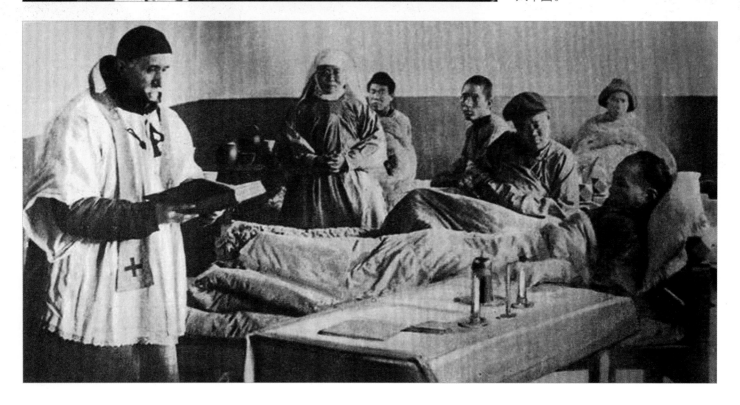

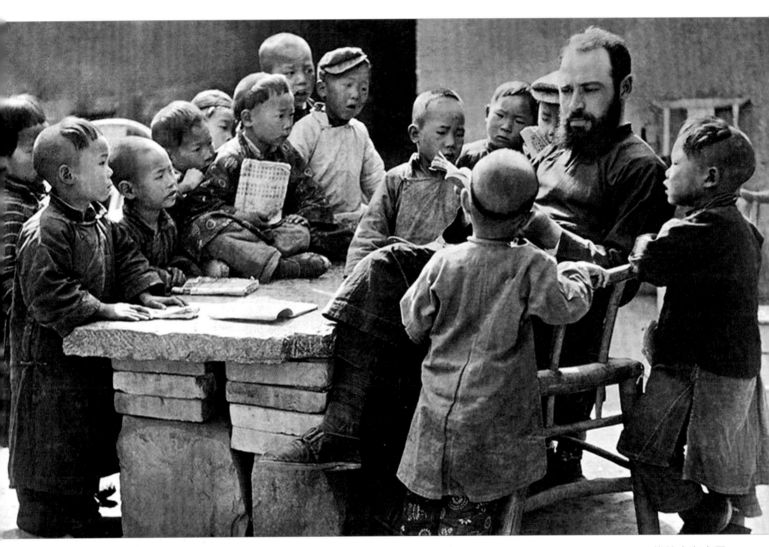

传教士在中国

协和医学堂

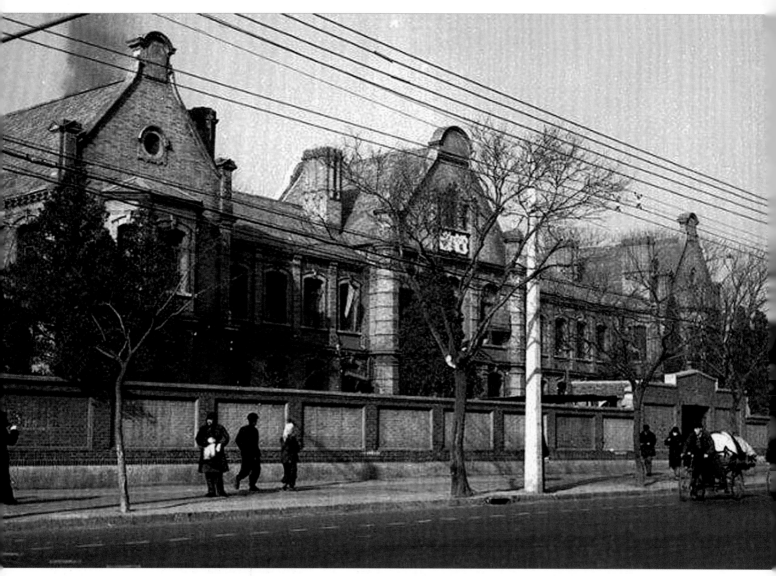

1904—1912 年，协和医学堂陆续建成娄公楼、哲公楼、文海楼三座主体建筑。该图为 1906 年建成的娄公楼，此楼为纪念第一位来北京的医学传教士雒魏林而命名。娄公楼平面呈"山"字形，坐西朝东，主入口临东单北大街，为协和医学堂预科教学楼，包括教室、实验室及图书馆。学校还附设有供学生实习的医院、门诊部及实验室等。

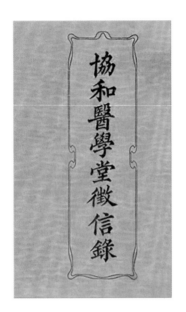

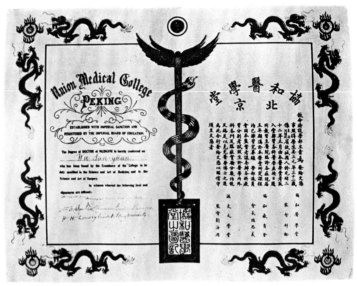

《协和医学堂徵信录》于1910年（清宣统二年）由上海美华书馆排版印刷，作为协和医学堂的宣传品，其目的为招募学生，接受捐赠，是现存最早的记载有关协和医学堂的文献。

协和医学堂毕业文凭，在中英文版骑缝处下端钤有长方形朱文"协和医学堂之图记"印章。

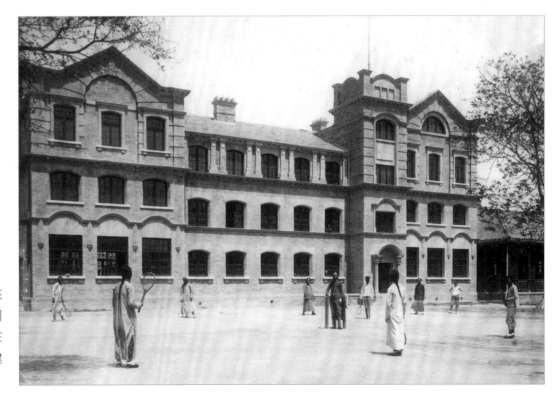

协和医学堂学生宿舍楼。该宿舍楼分三层，楼前建有网球场，供学生运动。此楼在新建协和医学院时拆除，建成后来的护士楼。

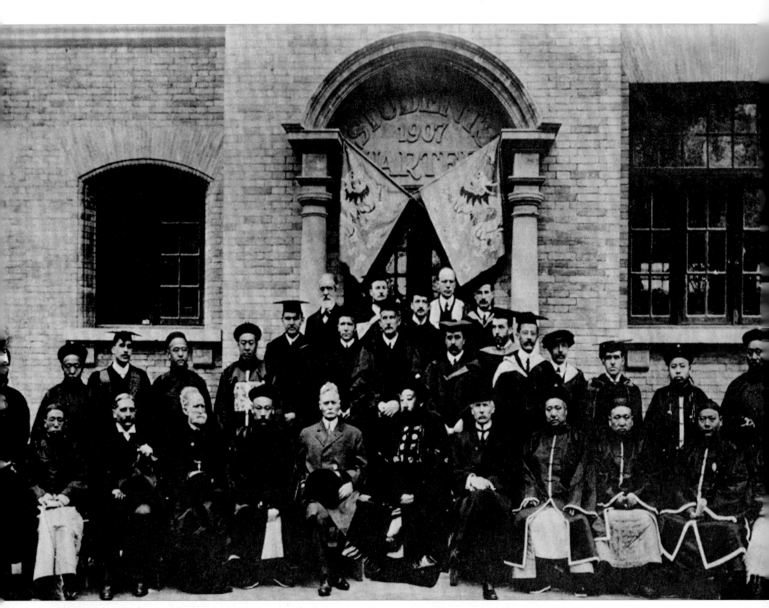

1906 年 2 月 13 日，协和医学堂举行了盛大的开幕仪式。外务大臣那桐代表慈禧皇太后出席，参加开幕式的还有清政府各机构的官员和王公贵族，其他各国驻华机构也都派代表出席了会议。

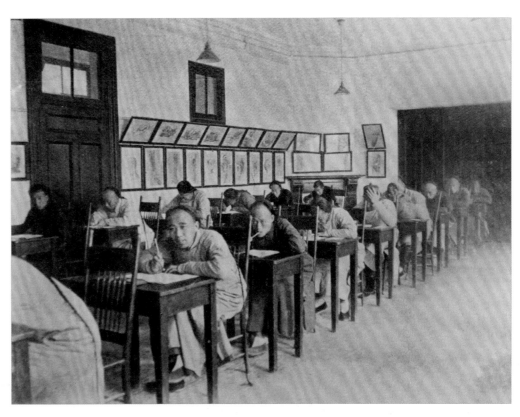

协和医学堂学生在考试中

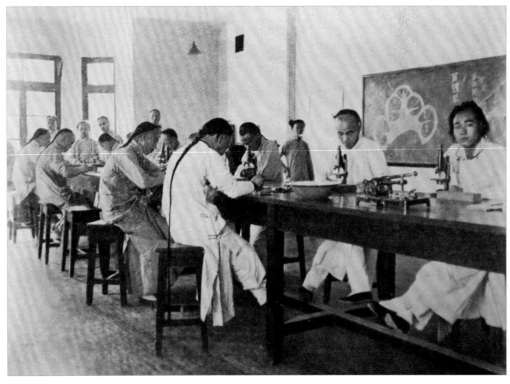

协和医学堂学生在组织学课堂上

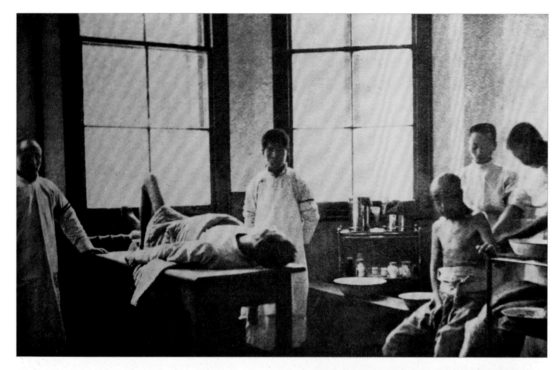

病人在外科门诊部等待治疗

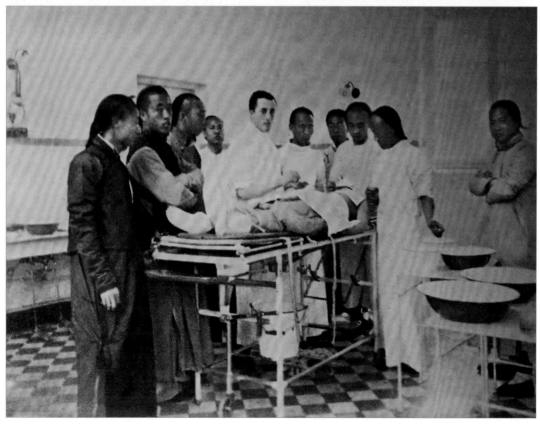

协和医学堂教师文海（H. V. Wenham）在手术室边实施手术边进行讲解，医学生在手术台旁观摩学习。

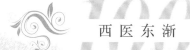
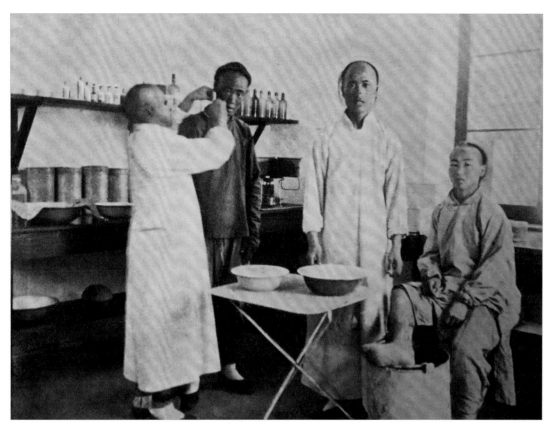

门诊外科敷料室

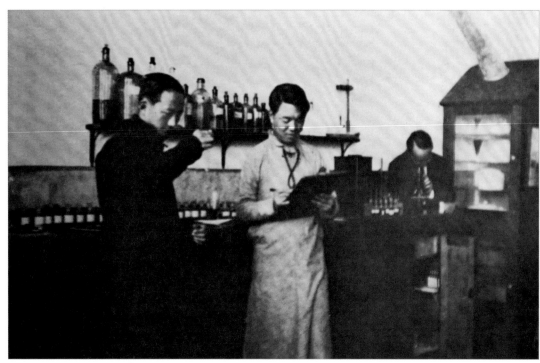

医学生在协和医学堂男子
医院临床实验室

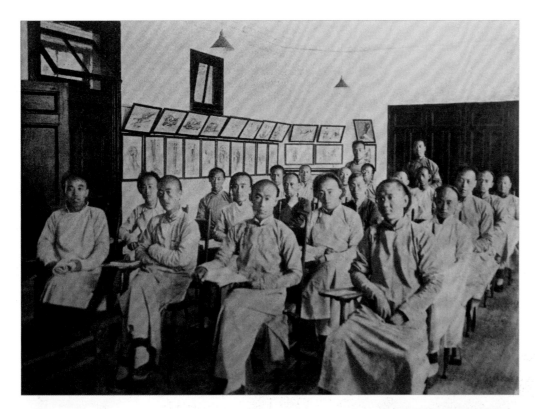

协和医学堂高年级医学
生在课堂上

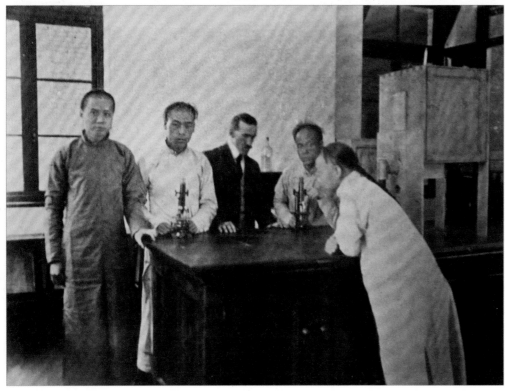

协和医学堂教师杨怀德
（Charles W. Young）
和医学生在细菌实验室

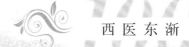

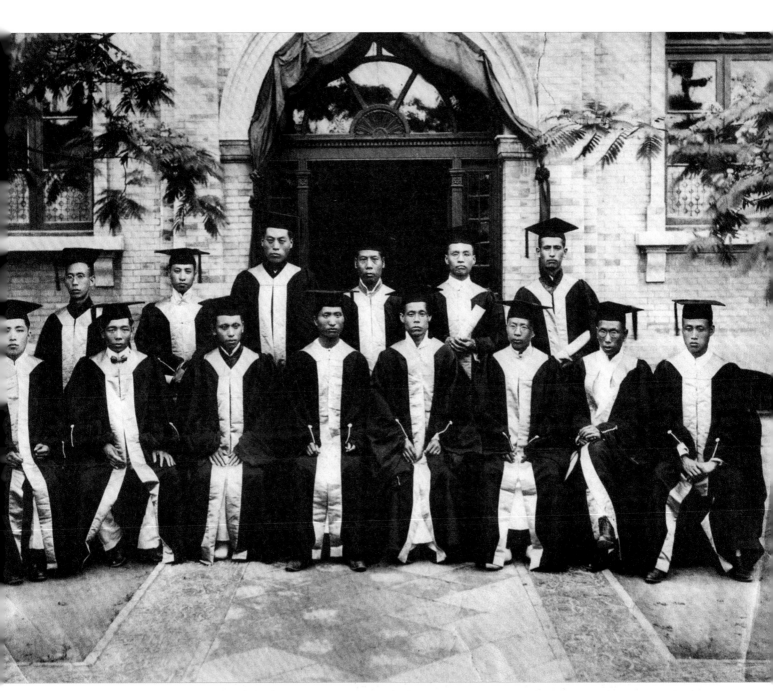

1907—1912 年协和医学堂毕业班学生合影

对中国医学教育的考察

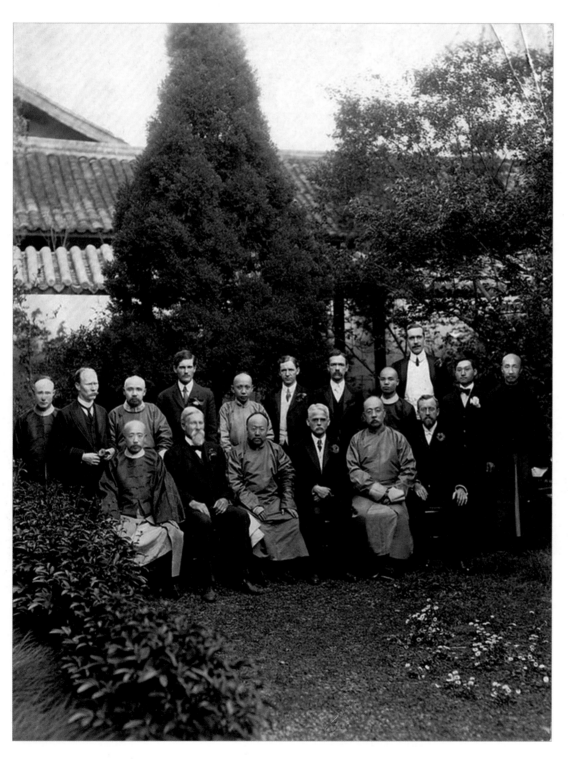

1909 年，洛克菲勒派出以芝加哥大学校长伯尔顿为首的"东方教育考察团"，目的是"调查远东地区的教育、社会和宗教情况"。考察团历时 6 个月，在考察了印度、日本、朝鲜及中国后，提交了一份考察报告，该报告使洛克菲勒看到了在中国开办医学教育的重要性。图为 1909 年 4 月 12 日，"东方教育考察团"一行在考察四川时受到当地政府官员的接见。

洛克菲勒基金会成立后，决定派遣医学教育考察团对中国进行专题考察。1914年4月，第一次中国医学教育考察团到达北京。成员为芝加哥大学校长贾德森、哈佛医学院内科教授皮博迪、美国驻汉口总领事顾临以及法学博士麦基斌。考察团历时4个月，访问了中国十几个城市的医学院校和88所医院后，于当年10月21日写出《中国的医学》考察报告，这份报告直接催生了后来的北京协和医学院。

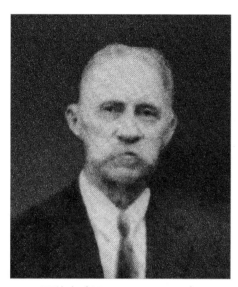

贾德森（Harry P. Judson）

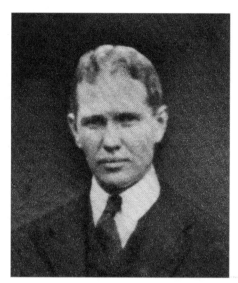

皮博迪（Francis W. Peabody）

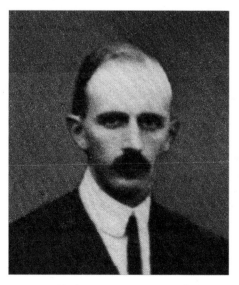

顾临（Roger S. Greene）

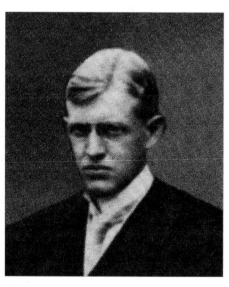

麦基斌（George B. McKibbin）

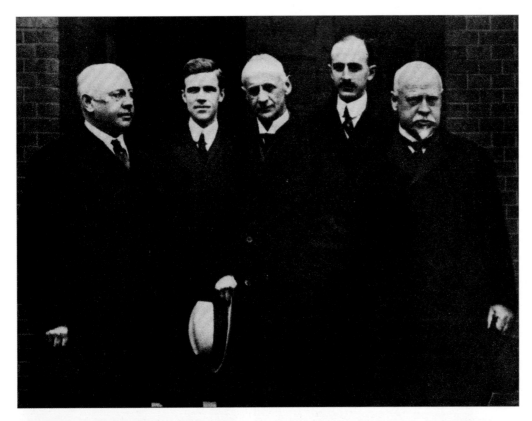

1915 年 8 月，第二次医学教育考察团来中国。团员中有当时美国最负盛名的两位医学教授：洛氏医学研究所的弗莱克斯纳教授（右三）和约翰·霍普金斯医学院院长韦尔奇教授（右一）。

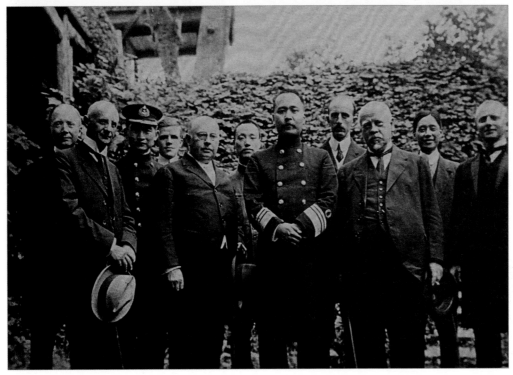

1915 年，第二次医学教育考察团考察广东时与当地政府官员合影。

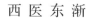

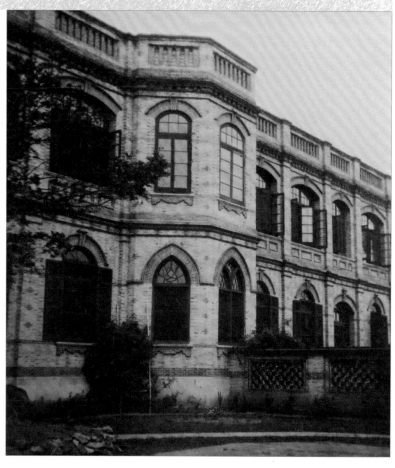

考察团考察了绍兴美国浸会医院

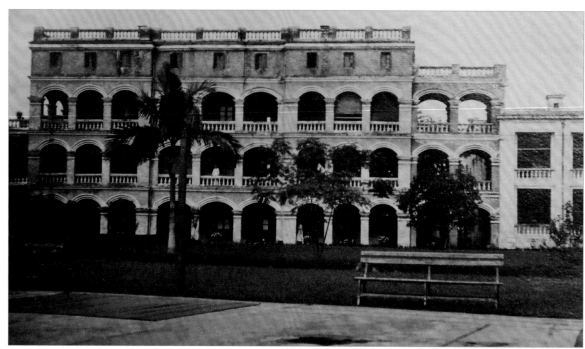

考察团考察了广州
夏葛医学院

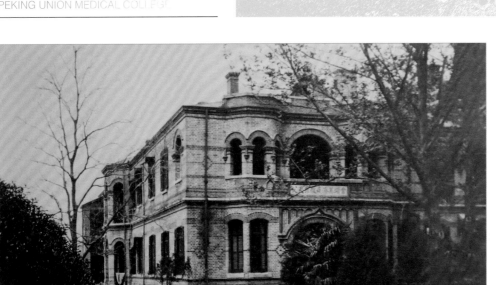

考察团考察了由英国基督教伦敦
会、循道会联合创办于 1866 年的
汉口英国教会协和医院。

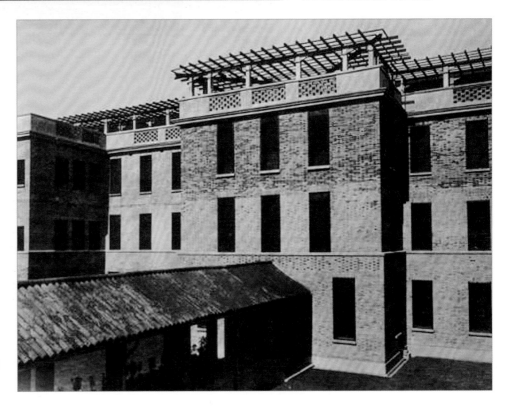

考察团考察了由美国人建于 1883 年
的苏州博习医院

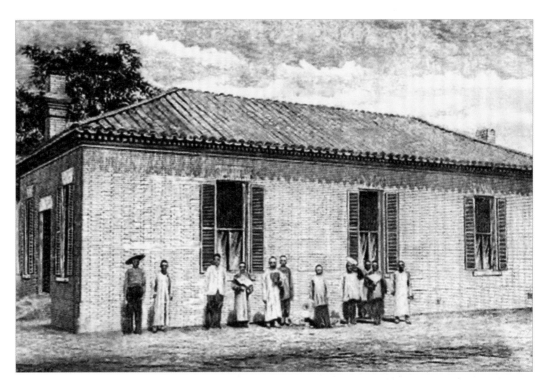

1887 年北京的一家西医医院

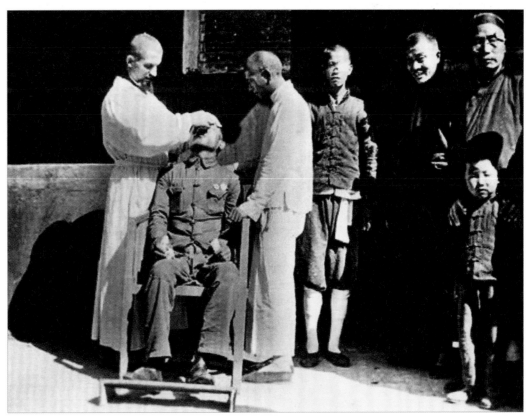

西医医生在为中国患者检查口腔

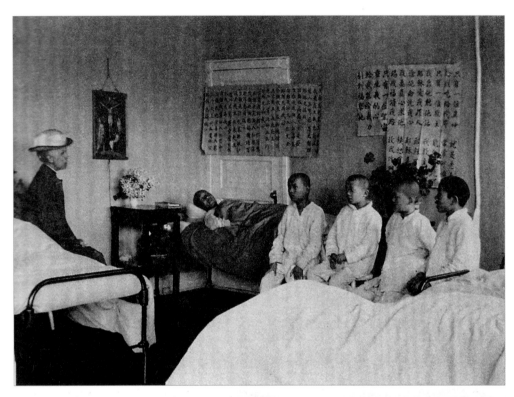

教会医院的医生带一些中国男孩子
"学徒"

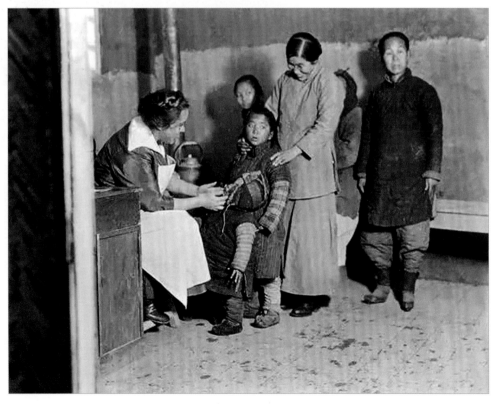

教会医院传教士医生给中国儿童看病

中华医学基金会

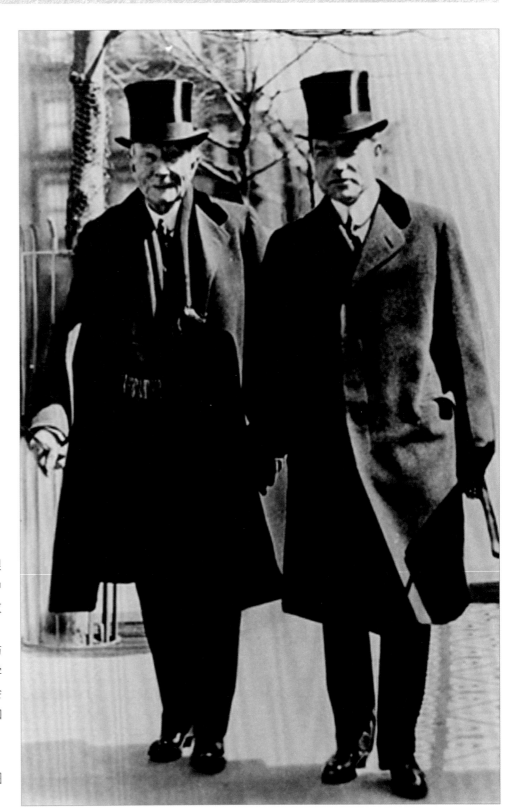

1914 年 11 月，洛克菲勒基金会根据医学教育考察团的建议，成立了"中华医学基金会"，以主持在华医学教育事业。主席为小约翰·洛克菲勒。洛克菲勒基金会、中华医学基金会与英国伦敦教会等协商购置了协和医学堂的全部产业，并由洛克菲勒基金会和中华医学基金会选派 7 人及协和医学堂原教会 6 人共同组成董事会，协和医学堂更名为北京协和医学院。至此，协和医学院进入筹建阶段。图为洛克菲勒父子。

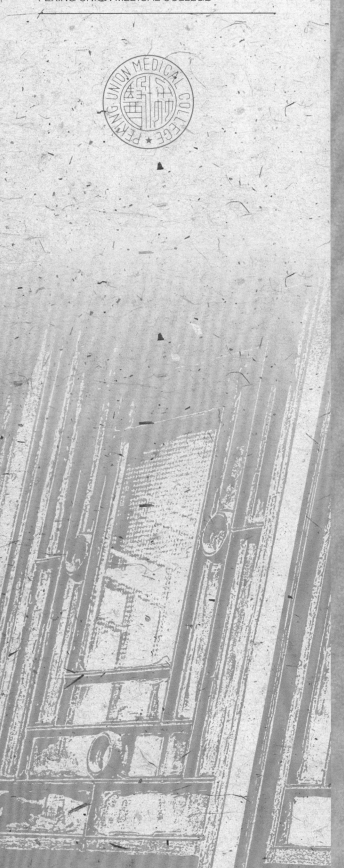

科 学 济 人 道 Science for Humanity

世纪协和

PICTORIAL HISTORY OF
PEKING UNION MEDICAL COLLEGE

北京协和医学院建校一百周年图史 世纪协和

PICTORIAL HISTORY OF
PEKING UNION MEDICAL COLLEGE

第一编

协和初创

1917—1921

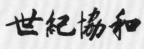
北京协和医学院
的创办过程

    1917年9月24日，在教育总长范源濂的主持下，北京协和医学院举行了隆重的开工奠基仪式。担任北京协和医学院总建筑师的是美国著名设计师查尔斯·柯立芝（Charles Coolidge）。此后历经4年，耗资750万美元（远超预算的100万美元），建成了包括教学、医院、礼堂、办公、动力房等14座主体楼群，按英文字母编号，从A至N，除礼堂A楼外，皆有上下走廊连接互通（另在附近改扩建学生宿舍和高级教职员楼40余座）。建成后的北京协和医学院主体建筑是一组外观为中国宫殿式风格的建筑群，雕梁画栋、绿瓦飞檐、白玉围栏，美轮美奂。步入室内，完全按照西方医学院设施建造，所有装饰材料与设备都是按照最高标准选材，所有的工程都是按照最严格的标准施工。到今天为止，这些建筑虽历经百年，仍风采依旧，巍峨昂然。

    为达到北京协和医学院本科生的入学标准，学校自办的医预科于1917年9月11日开学，房屋主要利用原协和医学堂的校舍。第一批预科生一年级2人，二年级插班生5人，医预科学制三年。与此同时，中华医学基金会每年拨款资助全国各地的十余所综合性大学，改善办学条件，提升教学水准，以期培养合乎要求的医预科学生。因人才与地利俱佳之故，燕京大学的医学预科学生成为协和的主要生源。

    1919年10月1日，北京协和医学院医本科正式开学，所有医预科学生都须考试合格才能升入本科。1920年9月，北京协和医学院的护士学校开学，学制为四年，来自约翰·霍普金斯医学院的沃安娜（Anna D. Wolf）受聘担任协和护士学校第一任校长。

    1921年6月24日，新建的北京协和医院开始收治病人。原住协和医学堂附属医院的病人，首先转入新的病房。本科高年级学生于当年秋季进入临床见习，医院内共有住院医生和实习医生72人，病房配有男、女护士。

至 1921 年，全校建筑基本完成，学校和医院已开始步入正轨。同年 9 月中旬，在新生入学之际，北京协和医学院举行了隆重盛大的开幕典礼。参加典礼的正式代表有我国及欧、美、亚洲各国的大学校长、教授、学术团体及国际卫生组织的负责人或代表等。洛克菲勒基金会主席文森特（George E. Vincent）代表基金会，将全部建筑和设备交付北京协和医学院使用。接替麦克林的代理校长胡恒德（Henry Houghton）正式接任。代表北洋政府徐世昌总统的外交部长颜惠庆、内务部长齐耀珊、教育部次长马邻翼等出席开幕典礼并致贺辞。

在开幕典礼上，顾临代表中华医学基金会，小洛克菲勒代表洛克菲勒基金会致答辞。小洛克菲勒首先宣读了他父亲刚刚发来的贺电："我最大的希望都集中在将要投入使用的北京协和医学院。希望所有进入学院的人，无论是教员还是学生，都能充满服务与牺牲精神，希望这一机构能在促进中华民族身体、心理和精神健康方面发挥越来越广泛的影响"。随后，小洛克菲勒叙述了从他父亲最初对中国发生兴趣到派考察团、设洛克菲勒基金会和中华医学基金会，直至筹建这所学校的经过，强调学校的任务主要是培养高级师资、医师和科学研究的人才，同时举办进修教育，为全国的教会医院及其他医院的医生提供进修的机会，并希望这一学校能以其示范作用促使中国其他地方开办更多类似的学校。长沙湘雅医学院校长胡美（Edward H. Hume）作为来宾，发表了题为《中国医学教育的现状和前景》的演讲。他叙述了西方医学在中国发展的历史，同时对协和医学院提出期望。他说，医学校的主要任务当然是培养医生，但协和这所新学校，还要发扬科学研究的精神，毕业生不仅要成为好医生，还要有独创能力和想象力，要培养学生的自学能力。美国约翰·霍普金斯大学教授韦尔奇在其《医学进步及其对人类的贡献》的发言中，也表达了对北京协和医学院的期望。他希望北京协和医学院能和约翰·霍普金斯大学一样，成为医学教育研究的中心，并在中国其他地方建立新的医教研中心。

开幕典礼从 9 月 15 日到 22 日，历时 7 天，大部分内容是专题学术报告，典礼当周参加学术活动的国内外著名科学家达 280 人。

北京协和医学院创建前后，既是国内军阀混战、列强纷争的时期，又是革命思想活跃、人民渴望弃旧图新的时期，体现的是世界上最先进的医学教育思潮与中国现实的密切结合，也决定了协和未来的发展注定在某些方面能够引领世界，并同中华民族的命运息息相关。

豫王府

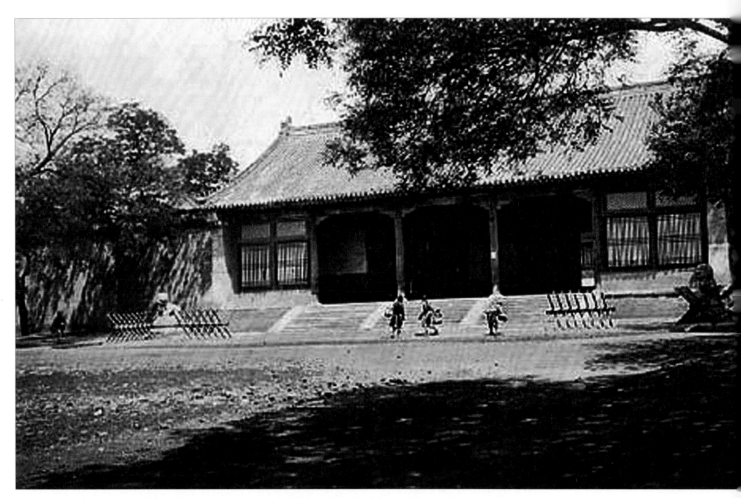

豫王府正门。豫王府是清太祖努尔哈赤第十五子多铎的府邸，位于东城区帅府园东口。清政府倒台后，因其后人无力维持家族庞大的开销，1916 年洛克菲勒基金会以 12.5 万美元购得其全部房产，用于建造北京协和医学院。

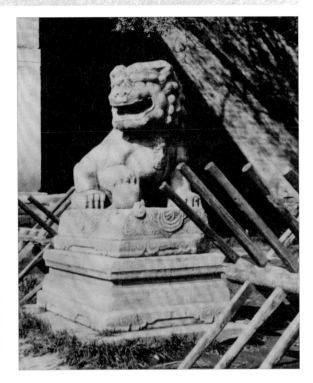

1917年，豫王府的全部建筑被拆除，仅留下了门前的一对石狮。这对北京清代所有王府门前唯一的一对卧狮，至今仍伫立在北京协和医学院的大门两旁。

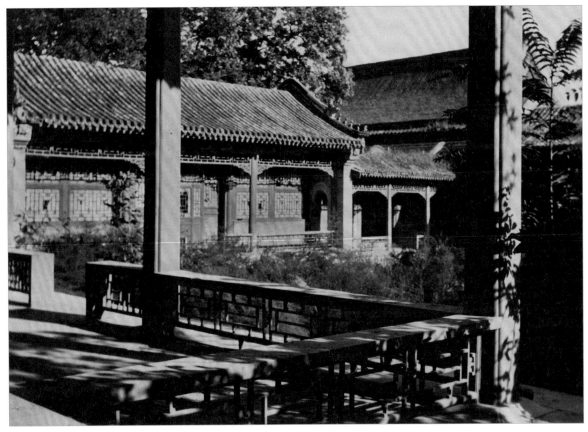

豫王府花园一角

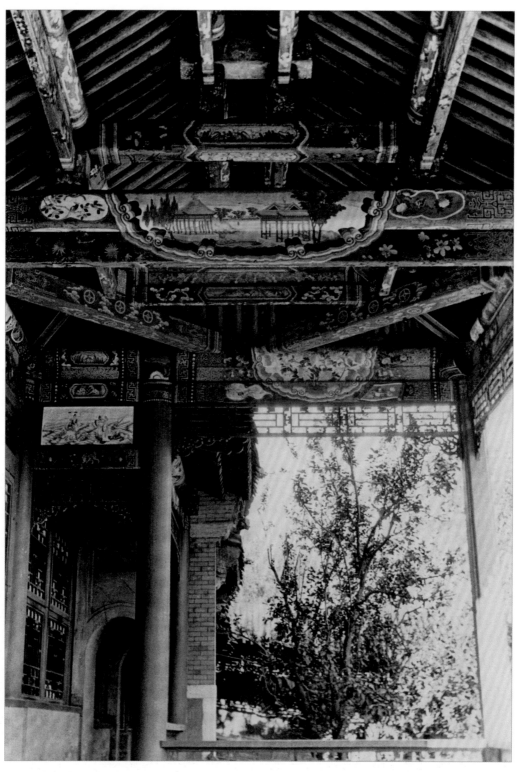

雕梁画栋、美轮美奂的豫王府。

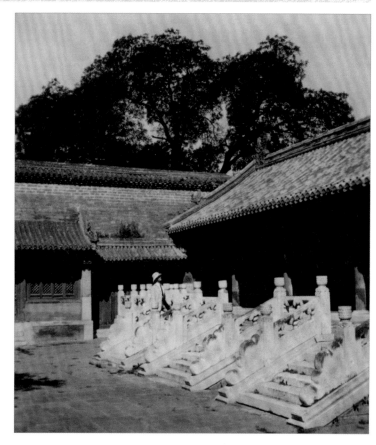

豫王府庭院

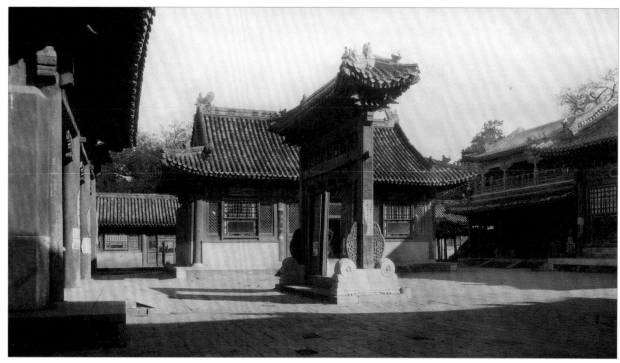

世紀協和

北京协和医学院奠基仪式

麦克林，1910 年毕业于芝加哥大学，先后在欧洲和美国洛克菲勒医学研究所任职。1916 年 6 月任北京协和医学院首任校长兼内科教授，上任时年仅 28 岁。1917 年 12 月中旬回国参军，仍保留校长名义。1920 年 4 月回到北京协和医学院，辞去校长职务，任内科教授。

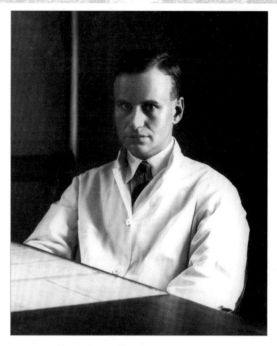

麦克林（Franklin C. McLean）

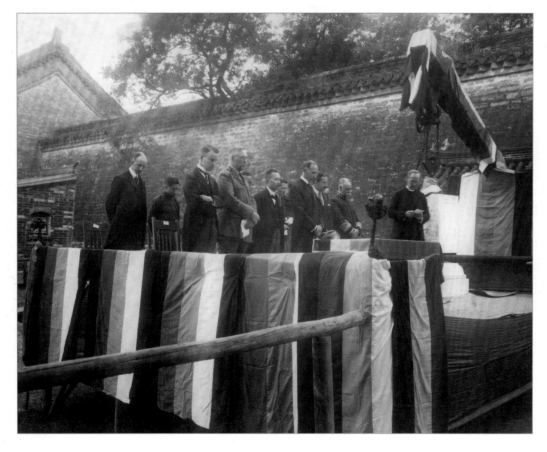

1917年9月24日下午4：30，在北京协和医学院奠基仪式上，华北教会英国主教诺瑞斯为奠基仪式祈祷。

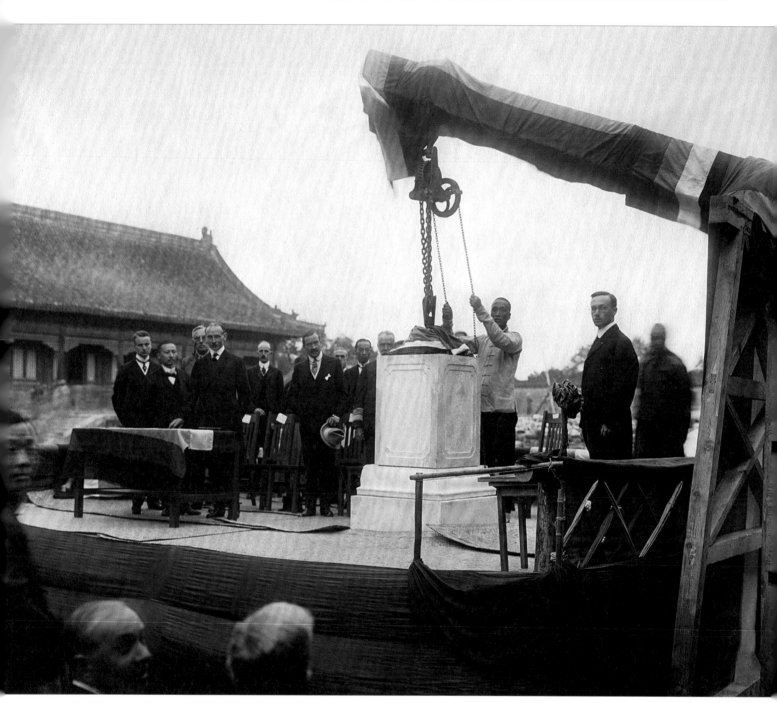

1917 年 9 月 24 日，北京协和医学院举行奠基仪式。在豫王府开阔的庭院平台上站着发言者和其他显要人物，一名中国建筑工人操作着起重设备，把巨大的方形大理石基石放到底座上，教育部长范源濂亲自将奠基石在即将要作为解剖楼的南墙地基处落下，在场的中外来宾共同见证了这一盛况。

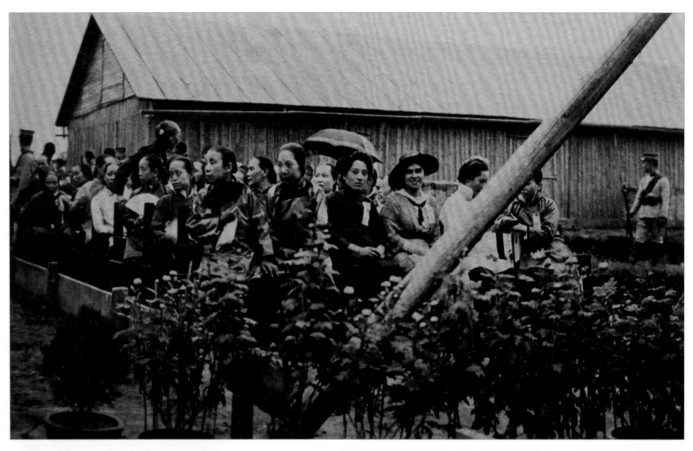

部分社会团体的社会工作者被邀请参加北京协和医学院奠基仪式

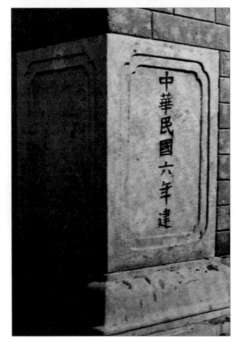

1917—192

北京协和医学院奠基石

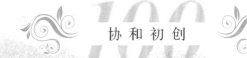
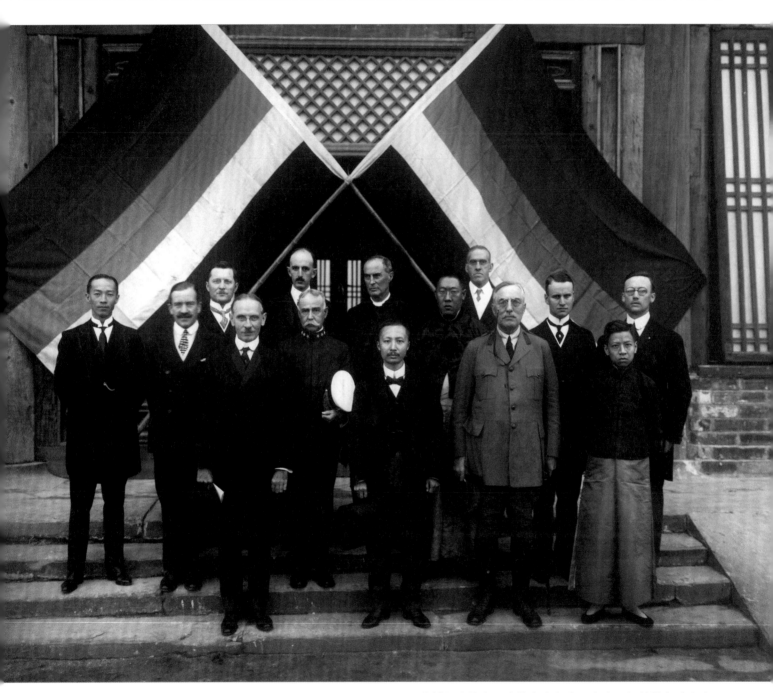

奠基仪式结束后中外嘉宾在豫王府大殿门前的台阶上合影

建设中的北京协和医学院

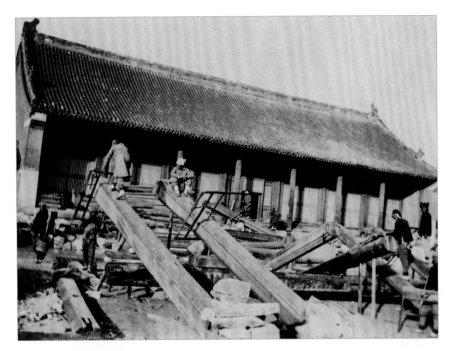

正在拆除中的豫王府

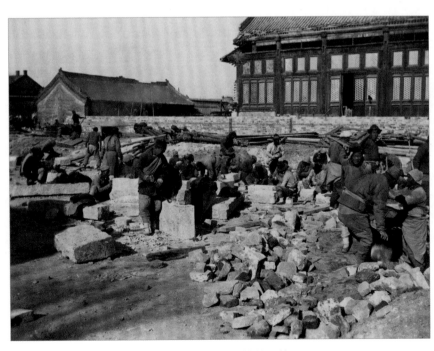

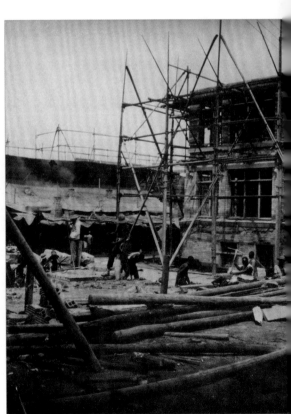

当年拆除中的豫王府正殿依稀保留有明代建筑的风格

1917年起，美国洛克菲勒基金会聘请曾设计过哈佛医学院和洛克菲勒大学的著名建筑师之一查尔斯·柯立芝，设计建造北京协和医学院。四年时间内，共投入750万美元，55幢中西合璧的建筑拔地而起。独特的设计、清一色的进口设备、严格的卫生标准、独立的动力系统、享有盛名的病案室……这一刻起，协和医学王国耸立在世界东方的中国。

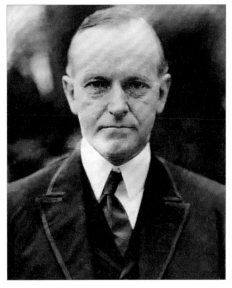

查尔斯·柯立芝（Charles Coolidge）

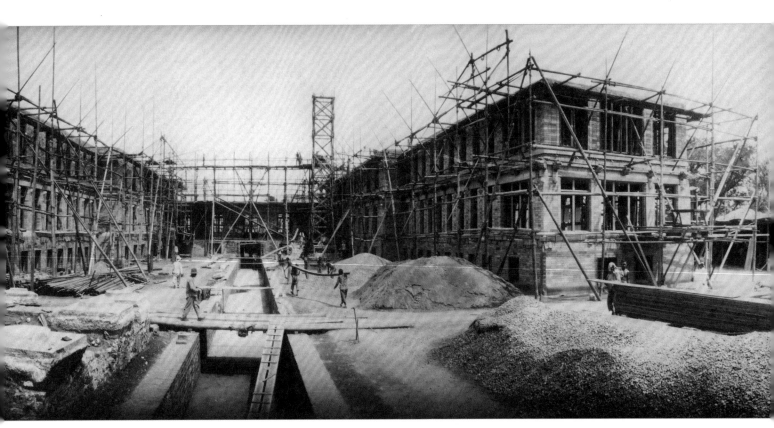

建设中的北京协和医学院群楼及长廊

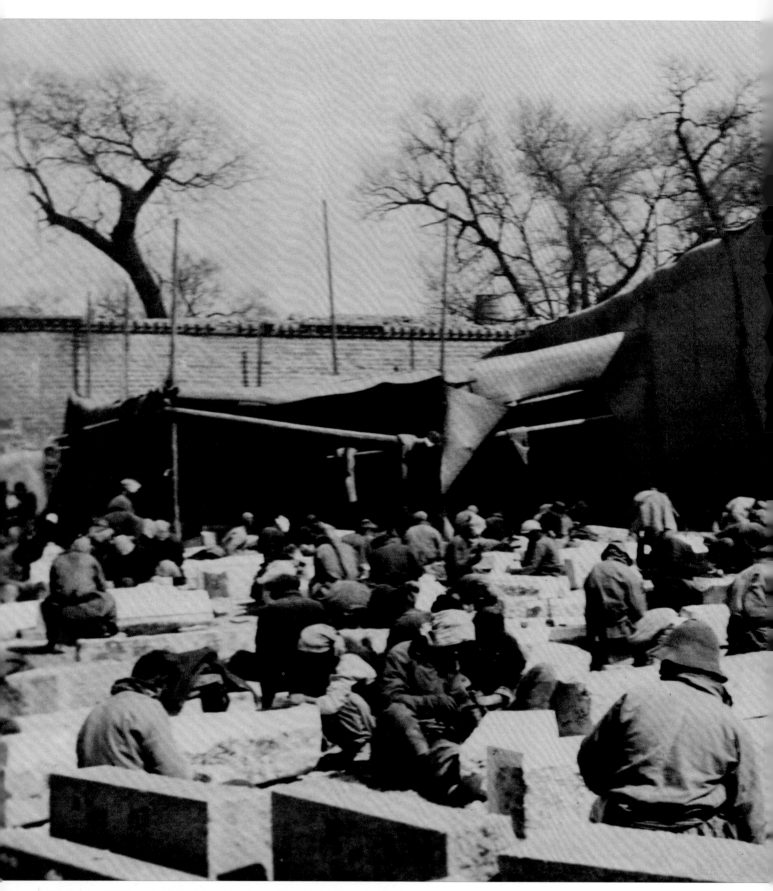

北京协和医学院全部建筑均采用高级建筑材料，大楼的楼面青砖水磨对缝，每一块砖都经过精心打磨，一廊一厦，一砖一瓦都以极美、极精、极致为标准，历经百年，风采依旧。

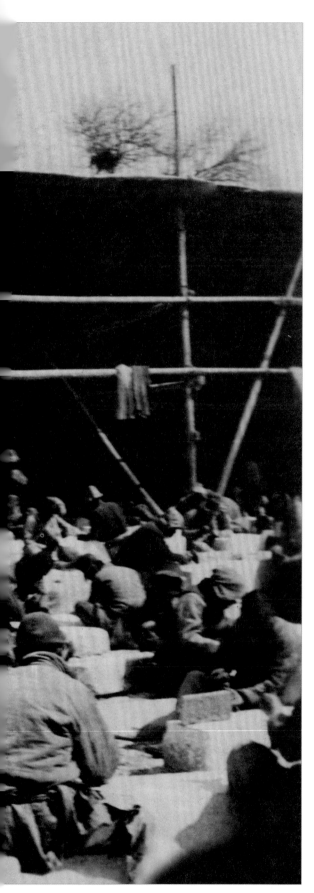

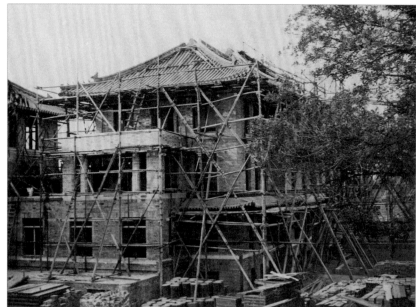

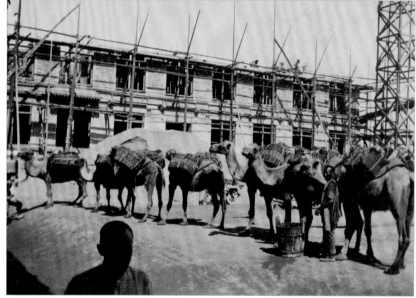

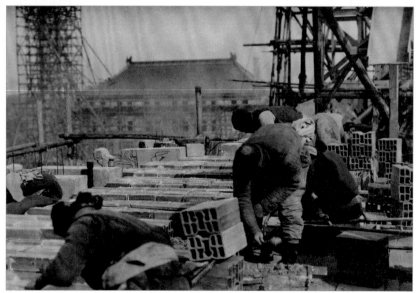

建设中的北京协和医学院

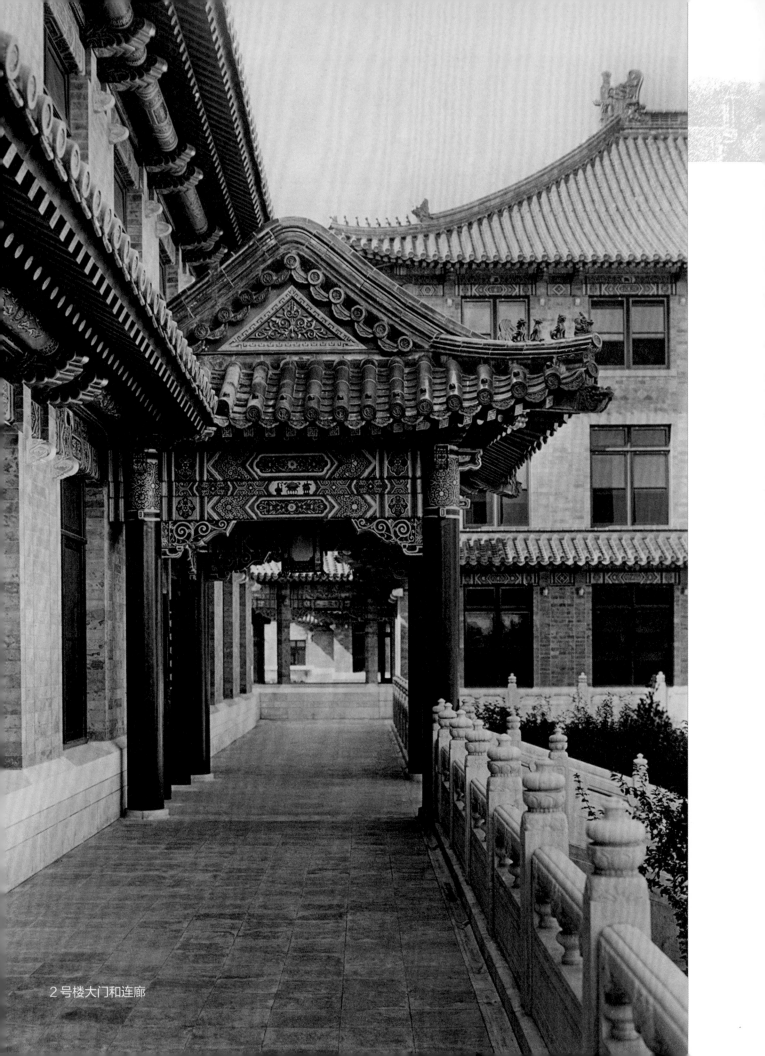

2号楼大门和连廊

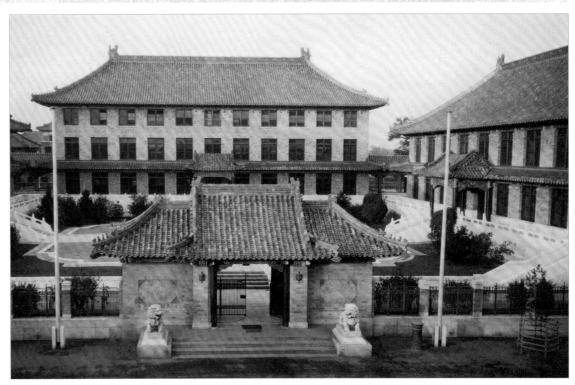

北京协和医学院正门

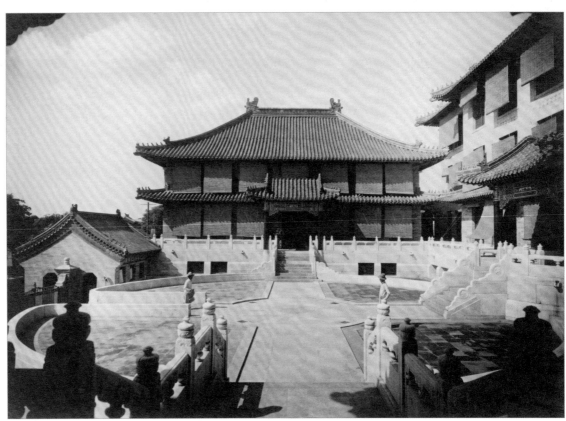

北京协和医学院
临床医院—协和医院

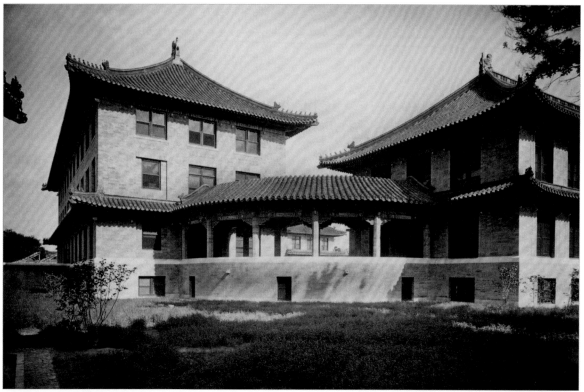

连接 2 号楼和 3 号楼的回廊

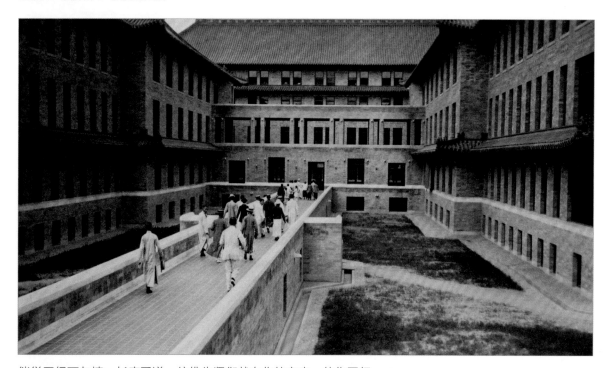

徜徉于绿瓦灰墙，长廊甬道，仿佛先贤们就在你的身旁，伴你同行。

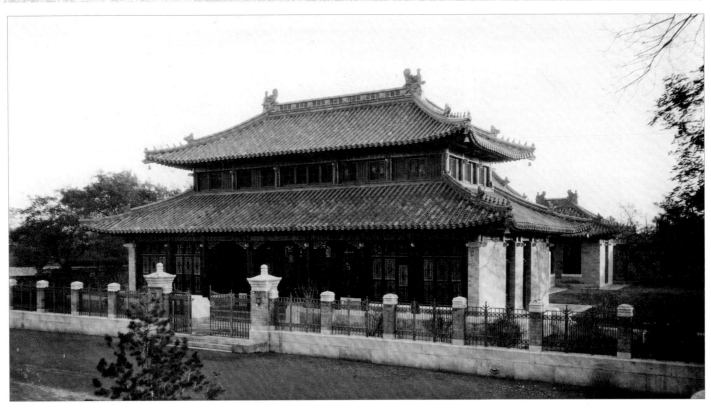

位于东单三条的北京协和医学院礼堂

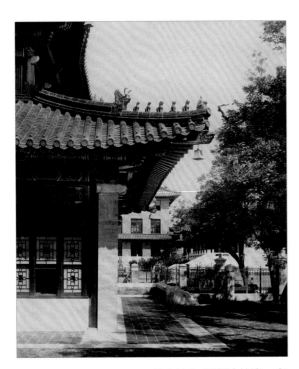

北京协和医学院礼堂一角

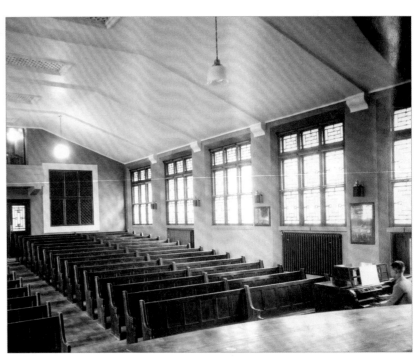

北京协和医学院礼堂内部

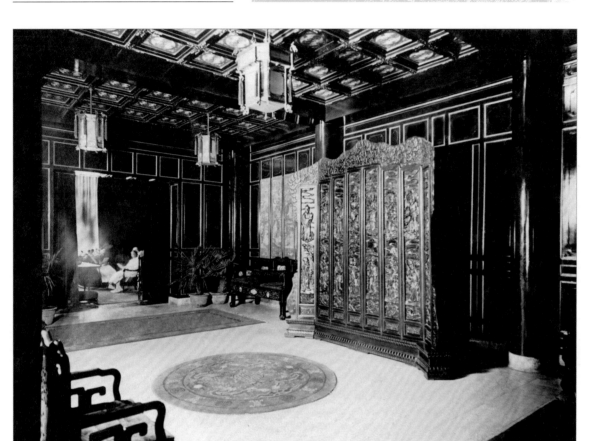

12号楼护士楼，后
改为图书馆。

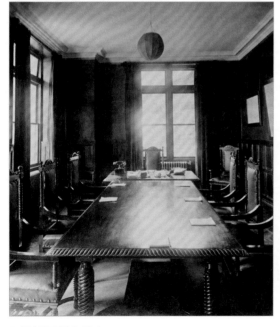

3号楼西侧会议室

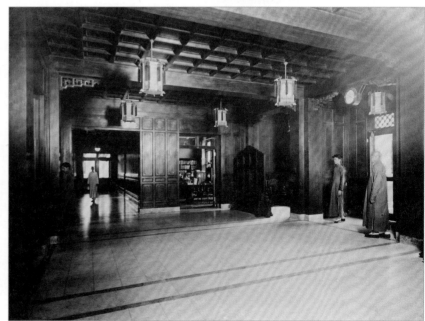

3号楼门厅

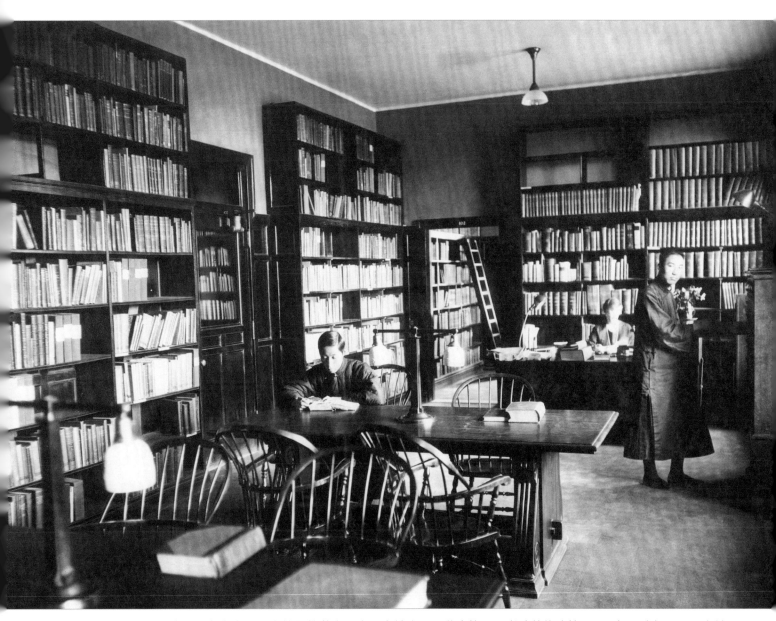

北京协和医学院图书馆是我国藏书丰富、历史悠久的著名医学图书馆之一。北京协和医学院整体建筑 1921 年正式起用，图书馆则在 1920 年即已成立。当时建校工程尚未完全竣工，只有 B、C、D 楼（即后来的 2、3、4 号楼）交付使用，图书馆占用 3 号楼一层（现北京协和医学院党政办公室）三间房屋作为图书阅览室、现刊阅览室及期刊阅览室。1930 年图书馆迁出 3 号楼，搬至原来的护士楼，时名北京协和医学院图书馆。

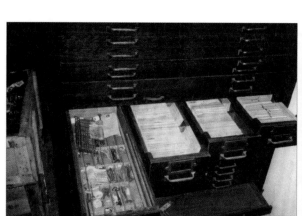
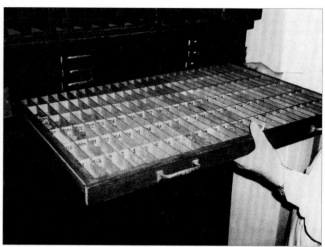

为了检查方便，老协和为全院的各个房间特意设计了总钥匙和分总钥匙，由专人保管，其中夜间值班工作需要时，可以用总钥匙打开任意一个房间。每一楼层的负责人可以用分总钥匙，打开这个楼层的任意一间房间，但无法用于其他楼层，保证了安全和秩序。

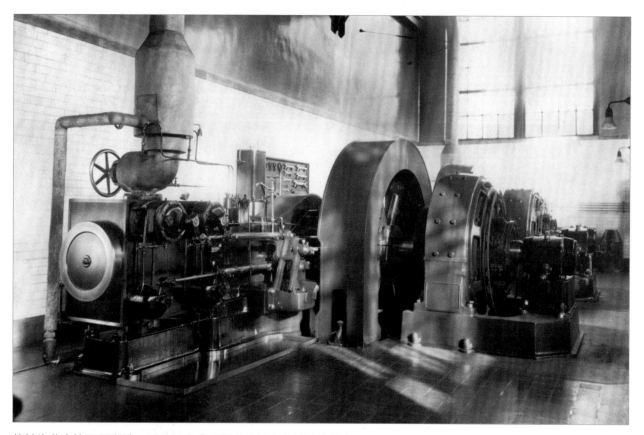

能够为北京协和医学院、医院及宿舍区提供全部电力的独立发电厂。

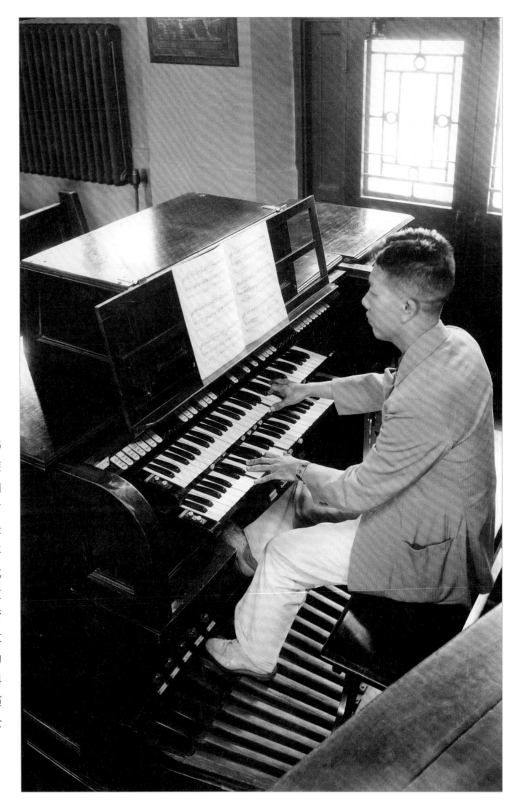

在北京最早拥有的 7 台管风琴中，6 台分布在教堂里，还有 1 台就安装在北京协和医学院礼堂。北京协和医学院礼堂的管风琴为美国造，有鼓击伴奏，属当时较新式的，不幸毁于日伪时期。早在日本发动太平洋战争之前，由中外人士组成的"北平艺术家协会"合唱团，曾在北京协和医学院礼堂进行排练，担任管风琴伴奏的是协和医院的张光璧大夫。1924 年 5 月 8 日，新月社为祝贺印度诗人泰戈尔访华和他的 64 岁生日，在北京协和医学院礼堂演出英语剧《齐德拉》。林徽因饰公主齐德拉，徐志摩饰爱神玛达那，梁思成绘制布景，胡适主持庆典，鲁迅、梅兰芳等亲临观赏。

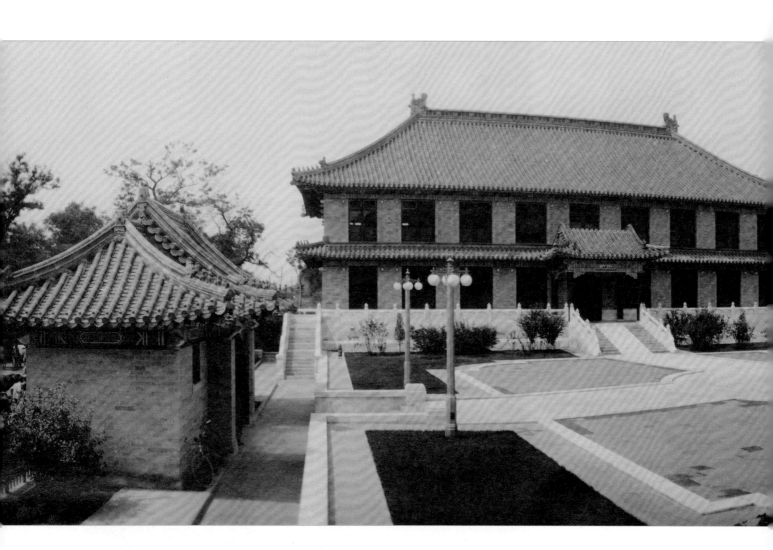

1917—1921

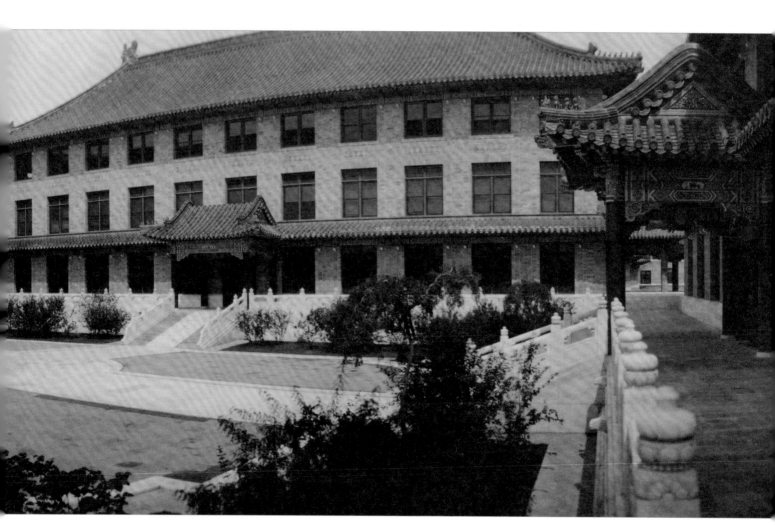

北京协和医学院院景

协和医院开诊

1921 年，新建的协和医院开始收治病人，北京协和医学院从此开启了医疗、教育、科研齐头并进的发展模式。

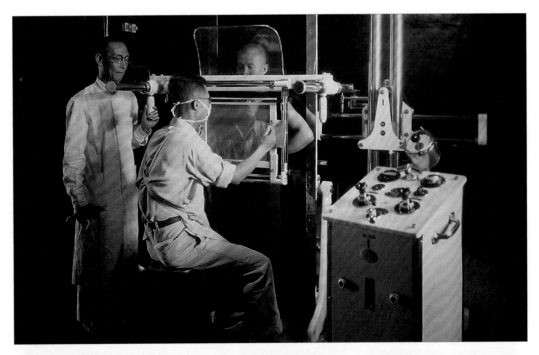

为患者进行 X 光检查

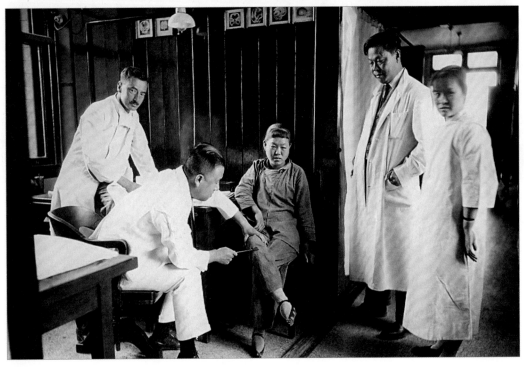

神经科医生为患者做检查

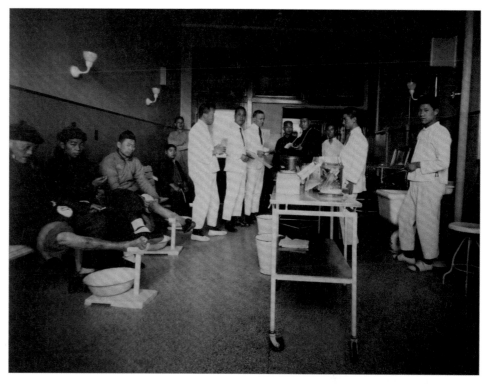

皮肤病患者在皮科门诊接受治疗

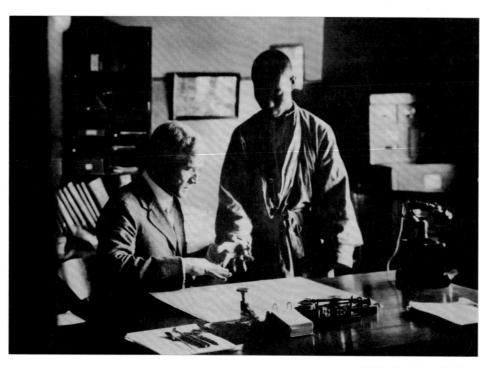

脑科医生为患者做检查

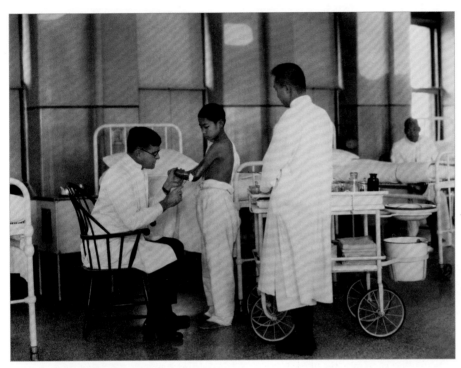

外科医生为烧伤患者治疗

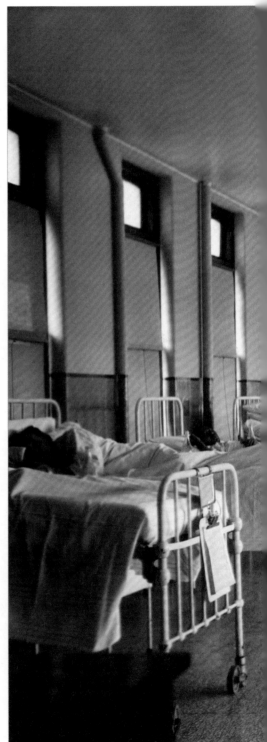

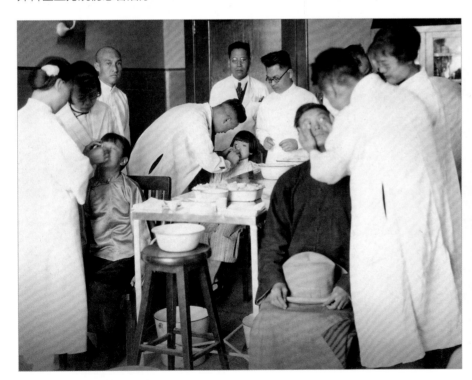

眼科医生为患者检查眼疾

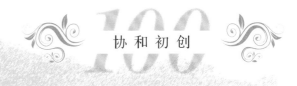
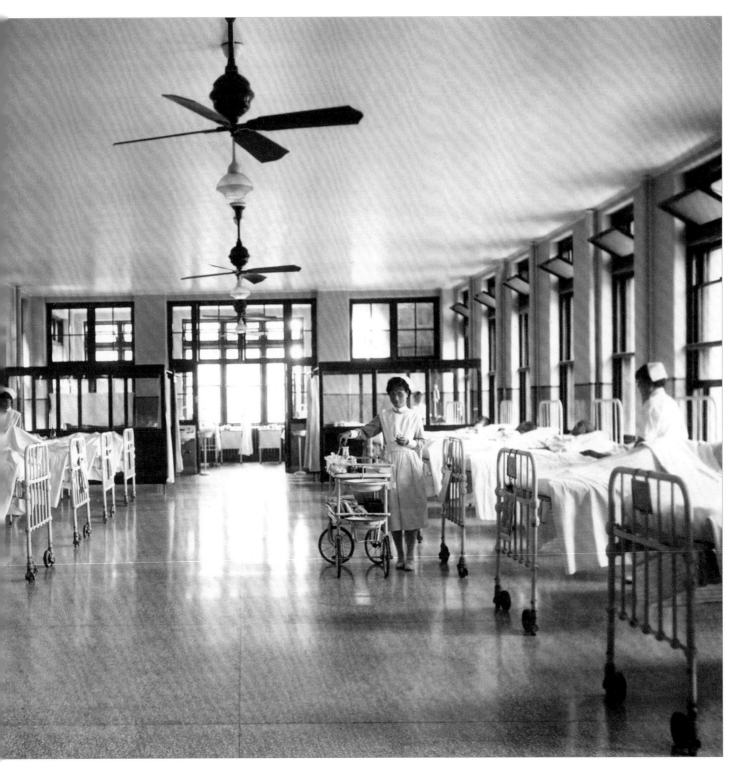

宽敞明亮的协和医院病房

开幕典礼

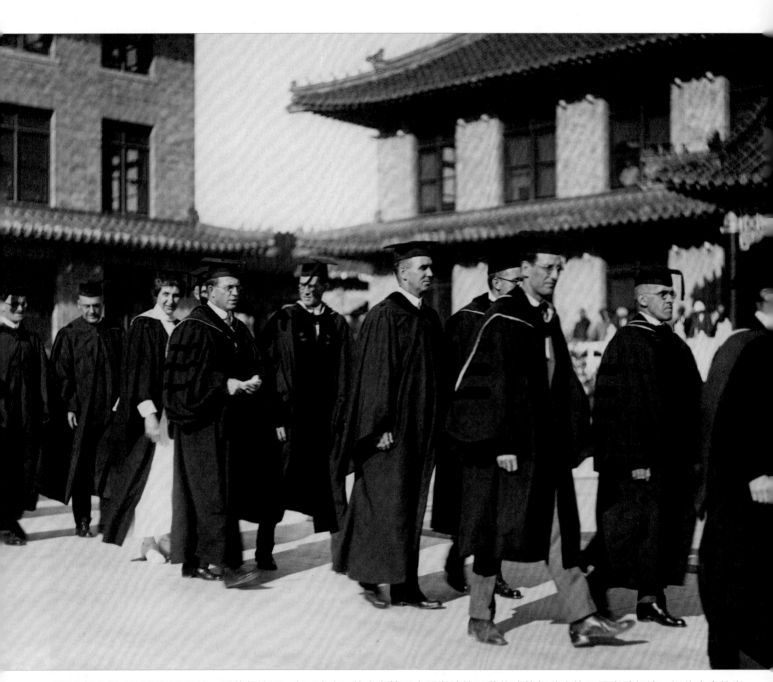

1921年9月15日至22日这一周值得铭记。在历史上，从未有第二个医学院的开幕仪式能与北京协和医学院相比，如此众多的学术权威、各界名流、外交高官以及来自世界各地的嘉宾汇聚一堂，应洛克菲勒基金会的邀请参加北京协和医学院盛大的开幕典礼。

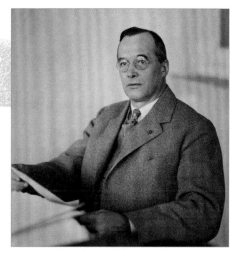

胡恒德，毕业于约翰·霍普金斯医学院，1911年至1917年间曾任上海哈佛医学院校长，在麦克林离职期间代理北京协和医学院校长职务，在1921年9月19日北京协和医学院开幕典礼上被正式聘任为校长。1920年至1928年、1938年至1942年间，胡恒德两度成为北京协和医学院校长。

胡恒德（H. Houghton）

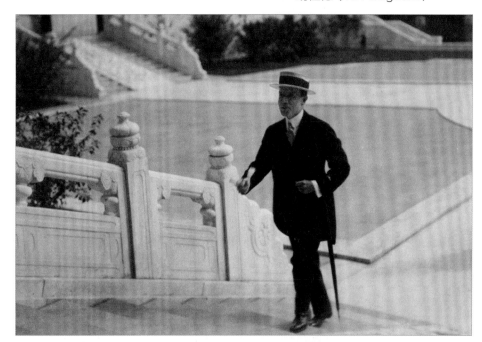

开幕典礼上，小洛克菲勒走在通向北京协和医学院3号楼的台阶上。

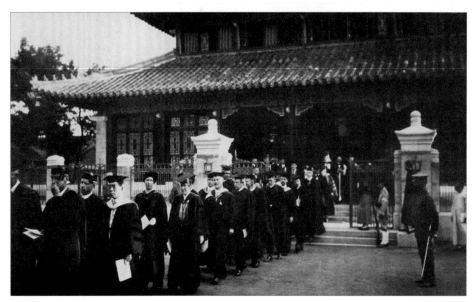

1921年9月19日，刚刚参加完当日毕业典礼的国内外嘉宾，依次走出新建成的北京协和医学院礼堂。

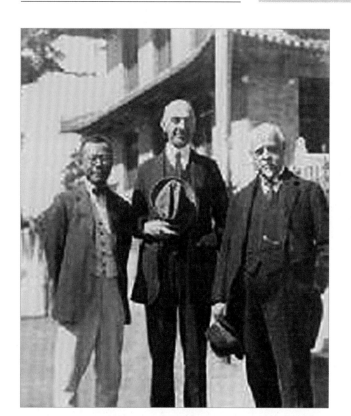

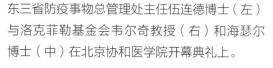

东三省防疫事物总管理处主任伍连德博士（左）
与洛克菲勒基金会韦尔奇教授（右）和海瑟尔
博士（中）在北京协和医学院开幕典礼上。

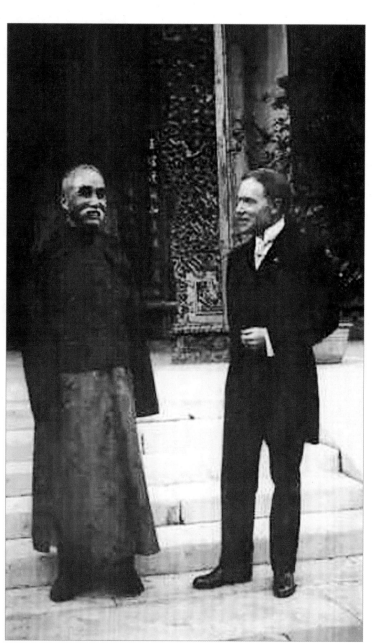

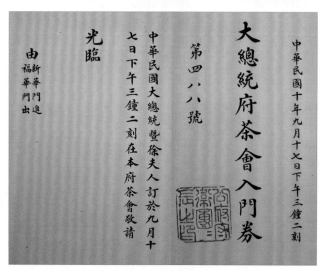

大总统府茶会入门券

1921 年 9 月 17 日下午，中华民国总统徐世昌在总统府举
行盛大宴会，招待参加北京协和医学院开幕典礼的全体代
表，晚宴上徐世昌与小洛克菲勒亲切交谈。

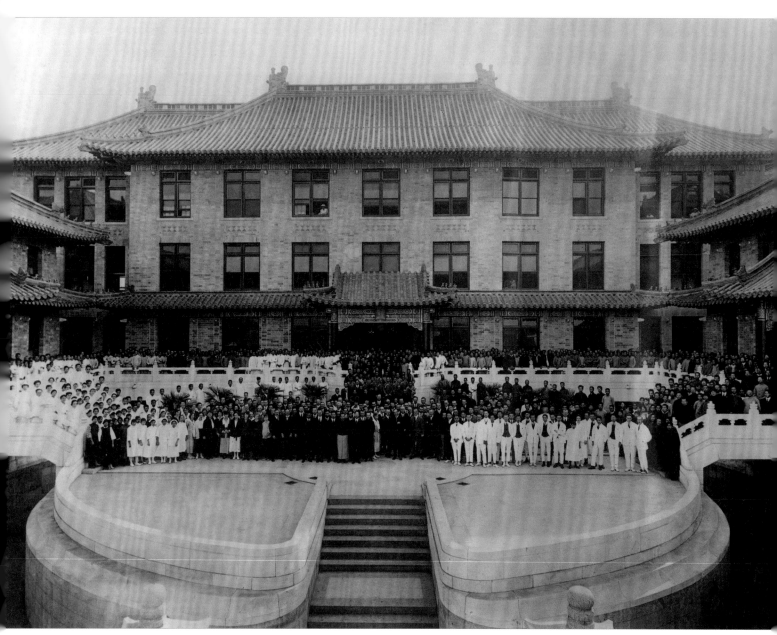

1921年9月19日开幕庆典结束后，中外嘉宾以及北京协和医学院的学生、教员、行政人员、实习生、护士、实验室助理、住院医、管理员、清洁工、厨师、洗衣工及其门卫等全体工作人员600余人，在协和医院西门广场上合影。

北京协和医学院董事会

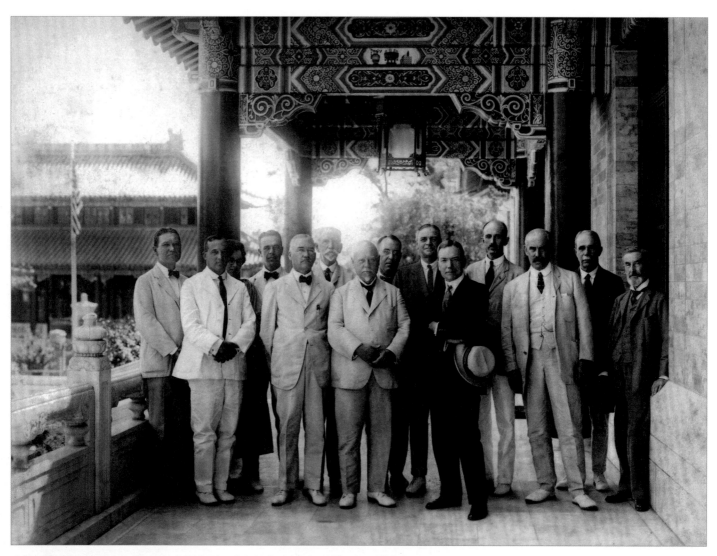

参加开幕典礼的嘉宾与董事会成员合影。（左起）皮博迪、胡恒德、艾格莱斯顿、恩卜瑞、孟农、巴顿、韦尔奇、皮尔斯、文森特、小洛克菲勒、顾临、郝金斯、瑞尔森、瑞德。

1917——192

　　北京协和医学院第一任董事会成员大多为美国人，还有少数英国人。1926年，中国人施肇基首次参加董事会。1928年美英各基督教会不再有代表参加董事会。1929年国民政府教育部规定，中国人应占董事会的多数，并令将校名"北京协和医学院"改为"私立北平协和医学院"简称仍为PUMC。从1929年起陆续参加各届董事会的中国人有：伍朝枢、施肇基、周贻春、胡适、张伯苓、李廷安、刘瑞恒、翁文灏等。

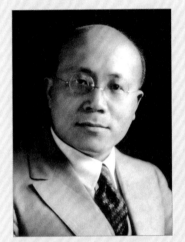

伍朝枢

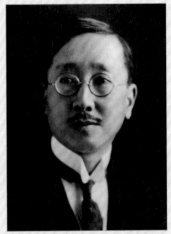

施肇基

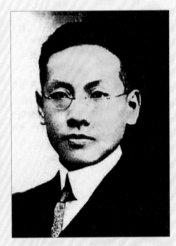

周贻春

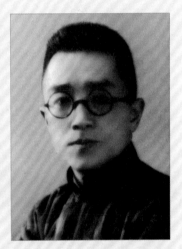

胡 适

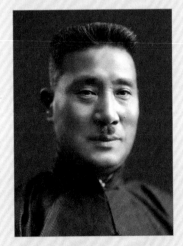

张伯苓

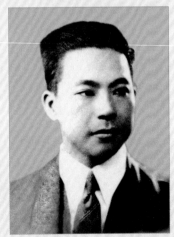

李廷安

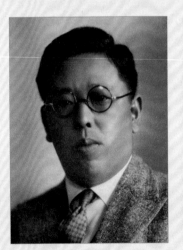

刘瑞恒

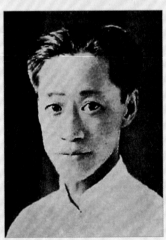

翁文灏

科 学 济 人 道 *Science for Humanity*

世纪協和

PICTORIAL HISTORY OF
PEKING UNION MEDICAL COLLEGE

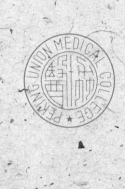

第二编

卓尔不群

1921—1942

北京协和医学院
的精英教育

　　北京协和医学院的创建，深领北美医学教育改革之先机，在医疗、教育、科研各领域，向世界展露着超凡脱俗的风采。

　　1910年，弗莱克斯纳发表的报告，成为美国医学教育改革的催化剂。针对美国医学教育存在的学生水平低、多数学生缺乏自然科学基础知识、学校太多太滥，且缺乏教学设备和师资、学制不统一等缺陷，弗莱克斯纳提出有针对性的改革建议：（1）医学校要和综合大学结合，要求保证一定的大学教育水平；（2）要提供学习自然科学的环境，要有医学基础学科的教学和实验条件；（3）高薪选聘良好的专职教师，他们要结合临床认真教学，并有进行科学研究的能力；（4）学生入学前要有至少两年的大学基础，学习过物理学、化学和生物学；（5）学校必须有附属的教学医院，学生要能在门诊部和病房参加照管病人的工作，强调临床医学实践的科学性。弗莱克斯纳的报告，在北美掀起了医学教育改革的热潮。率先付诸行动并迅速脱胎换骨，焕然一新者，首推约翰·霍普金斯大学医学院。她成为北京协和医学院缔造者心中的蓝本，但在终极目标上洛克菲勒的期许更高，其办学宗旨可见一斑。

　　1920年4月间，洛克菲勒基金会在纽约盖内农庄举行了一次重要的会议，确定北京协和医学院的办学宗旨应为：（1）可与欧美最优秀的医学校相媲美的高水平的医学教育，包括医本科教育，科学研究人员、教师和临床专家的毕业后教育，临床医师的短期进修教育；（2）提供科学研究机会，特别是有关远东特殊问题的研究；（3）现代医学和公共卫生知识的传播。1920年4月14日，北京协和医学院董事会正式通过这项决议，确定要在中国办一所世界第一流的医学院，以培养第一流的医学人才——临床专家、教育家、医学科学家和卫生行政专家，为中国卫生事业和世界医学做出贡献，这一宗旨成为此后北京协和医学院办学的根本性方针。

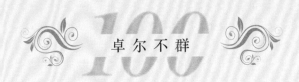

北京协和医学院为实现成为"世界一流"的雄心，不仅在建校之初即拥有了"世界一流"的设备，更重要的是选聘了一批优秀的创业人才，包括管理者以及由各国优秀人才、国际知名学者担任客座教授而组成的教师队伍。如首创协和解剖课并在协和第一个开展尸体解剖的解剖学系教授考德里（Edmund Cowdry），他收集的胚胎标本奠定了中国胚胎学的基础；解剖学系主任步达生（Davidson Black），根据在周口店发掘的一块牙齿化石，确定出一个独特的人种，随后，由于在同一地点发现了第一块中国猿人头盖骨而得以证实，由此"北京人"与协和医学院解剖系受到世界的关注；药理学家陈克恢教授1922—1923年在协和医学院工作期间，从中药麻黄中提取出化学单体麻黄素，开创了真正的中草药现代化的先河；1920年来到协和的生物化学家吴宪教授，他的血液分析体系、血糖测定方法、蛋白质变性学说引领当代并影响至今；生理学家林可胜教授发起并创建了中国生理学会，创办了《中国生理学杂志》（英文），以非凡的魄力，促进了中国生理学的发展；生理学家张锡钧教授关于乙酸胆碱的研究，热带病学家李宗恩教授关于黑热病的研究，还有斯狄弗勒、谢元甫、刘瑞恒教授等一系列的发明和研究均彪炳史册，与协和同辉。据统计，协和建立之初，共招聘了151名教职员，多数是美国、英国、加拿大等国的知名专家，其中28位中国人中也有25人在国外受过高等教育，当年协和的师资阵容，可谓名师云集、群星璀璨。

按照弗莱克斯纳报告对医学院与综合大学结合的建议，北京协和医学院在自办医预科的同时，亦注重同其他综合大学合作。自1917年起，中华医学基金会每年拨款资助燕京大学、清华大学、南开大学、圣约翰大学等13所综合大学，以改善和加强各校的教学条件。至1925年，鉴于这些大学已能培养符合要求的医学预科学生，北京协和医学院即终止自办医学预科，并与燕京大学建立起特殊的关系，北京协和医学院医预科的未毕业学生和大部分医预科教师转入燕园。此后，北京协和医学院每年的医本科学生大约有三分之二来自燕京大学。医预科学生在燕京大学亦以人数少、质量高，被称作燕京大学"精华"。燕京大学医预科不是一个独立的学系，而是设在生物系的医预科课程。学制三年，主修课程按照北京协和医学院要求设置，主要有中文、英文、生物、数学、化学、物理等。同时重视实验，但又具有燕京大学的特色，尤其是燕京大学要求所有医预科学生，至少要修读人文学科的入门课程，后期甚至还要求医预科学生在选修课中必须有一门是社会科学。这对医学生来说极为重要，在正式接触医学之前，为他们准备了一副"科学脑"和一颗"人文心"。文理俱佳的生源，成为北京协和医学院腾飞的源动力。

1919年10月1日，北京协和医学院医本科正式开学，预科学生考入北京协和医学院医本部后，便开始了医学生长达五年的艰苦征程。北京协和医学院的一学年分为三个学期，临床前期各课程主要集中于第一二学年讲授，一般没有统一教材，但有比较详细的授课提纲，图书馆内备有相关的参考书。教学方法灵活，多用启发式，尽量发挥学生的主观能动性。各科的教学强调实验室的严格训练，一些和形态关系比较密切的基础学科，也非常重视教学标本的制备；第三学年开始，学生进入临床学习，首先学习内科诊断学（包括物理诊断的全部内容和症状学）、实验诊断学和放射诊断学；第四学年开始做见习生，分三组分别到内科、外科、妇产科轮流见习；最后一年则为临床实习阶段，临床采用导师制，因学生人数少，通常由一个教授或讲师负责带一个学生，因材施教。而且，临床各科的教学主要结合病例进行床边示教、巡诊讨论和"临床病理讨论会"等，对各种疾病诊断治疗的种种问题进行分析讨论。注重医疗中的整体观念，强调从实践中学习，使学生学习并掌握辩证的临床思维方法，培养其对待病人的正确态度和处理问题的能力。

为了实现洛克菲勒基金会培养精英的设想，学校的建筑和设备是按每班学生不超过30人而设计的。实际上历年招收的学生多不满30人，中途因为成绩或健康等原因被淘汰者超过四分之一。从1921年至1942年，因太平洋战争爆发，学校第一次停办，北京协和医学院20届毕业生共计只有318人，平均每年15.9人。

北京协和医学院的高等护理教育于1919年筹建，1920年9月正式招生。其校训是：勤、慎、警、护。当时的校名为协和护士培训学校，并同时在中华护理学会及美国纽约州立大学注册，1923年更名为协和护士学校。建校初期，设有一年的预科，1925年协和不再自办预科后，护校开始招收高中毕业生，学制有四年及五年两种。四年制的只读一年预科，五年制的要读两

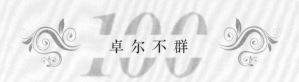

年半至三年的预科。修业期满时，五年制的学生除毕业文凭外，还可获得就读预科大学的学士学位。护校除招收本科学生外，还设有进修班，为全国各地培养公共卫生护理、医院护理管理、护理教育、临床各专科护理及营养等方面的护理骨干。协和护校的前三任校长沃安娜（Anna D.Wolf）、盈路德（Ying Luther）和胡智敏（Gertrude E. Hodgman）均为美国人。1940年，协和护校1927年毕业生聂毓禅任中国籍第一任护校校长。协和护校早期师资力量不足，每班毕业的学生也少，经过胡智敏及聂毓禅和全体教师的共同努力，教学条件日臻完善，教学质量大大提高，吸引了大批学生前来报考学习。截止到1952年护校停办，共毕业28个班，毕业生262人，她们当中绝大多数成为中国护理学界的先驱。

协和临床教学的优异成就，还与率先在国内建立住院医师和住院总医师制度密不可分，这一制度借鉴了约翰·霍普金斯大学医学院的成功经验。住院医师在上级医师指导下对病人实行"全面全程负责"，坚持规定的查房制度，积极参加各种临床讨论会，学习病室中的管理工作。住院总医师则是整个住院医师阶段的最高层次，是全科事务总管，直接向科主任负责，协助主任处理科内一切医疗和事务工作。协和的住院医师还不局限在同一专业范围之内，可以根据工作需要进行跨学科担任住院医师，这种不拘一格、创造性地根据实际需要的做法，培养出了一批又一批优秀的医教研骨干师资。

此外，学校还有一项进修生制度。各基础科室每年招收进修生1到2人，筛选严格，进修时间1至2年不等。进修结束后，小部分留在科室任助教或住院医师，一部分回原单位，还有一小部分出国深造。这一制度，既有利于协和的梯队建设，也有助于协和精神在其他医学院校的传播。协和自创办至被日军占领，各类进修人员（不包括实习及住院医师）总数为2288人，远远超过毕业生人数。20世纪30年代，国民政府亦注意到协和在这方面所起的作用，1937年6月教育部指示协和建立"医学进修学院"，学校亦着手准备，但因卢沟桥事变而未能正式实施。

青年医生在协和工作三至五年后，常可获得留学国外深造的机会。由学校有计划地预先安排，每年选派的人和名额由教授会议讨论决定。被选人员可得到中华医学基金会的奖学金，

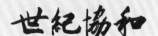
到美国及欧洲进修一年或二年，在名师指导下学习和工作，目的是在其已有的专业基础上，进一步掌握新的知识和技术。这些青年医生返校后均成为各自专业的医疗、教学和科研骨干，并可根据各自的条件被提升为讲师或副教授。北京协和医学院不仅有出国留学的"派出去"制度，同时也有客座教授的"请进来"制度。从开办之初，直至太平洋战争爆发，学校每年从国外聘请世界闻名的权威学者来校，担任临床前期及临床各科的客座教授，一般为期一年。他们一方面可以开设讲座，把自己的专长和当代世界最新成就介绍给学生和教职员，同时又可利用北京协和医学院的各项资源开展科学研究。该项制度是北京协和医学院教学、医疗和科学研究水平不断得到新的提高的重要因素。

北京协和医学院创造性的公共卫生教育，可谓是中国公共卫生史上浓墨重彩的一笔。第一次世界大战后，全球的公共卫生事业刚刚起步。1923年，北京协和医学院的第一任公共卫生学教授兰安生（John B. Grant）就主张在中国要特别重视公共卫生教育，并认为在全社会发展公共卫生事业，才是解决中国人民医疗卫生问题的最有效办法。怀抱"一盎司的预防，胜过一磅的治疗"的理念，兰安生不仅在北京协和医学院开设公共卫生课程，并且在城市社区开辟了公共卫生实习基地。1925年，在北京东城建立了"第一卫生事务所"，为当地数万居民提供基本医疗卫生服务，由此形成的城市三级保健网被称作"兰安生模式"。1926年，他正式创建北京协和医学院公共卫生系，从此医学和护理的各班学生都有一段时间在那里实习。

1929年，兰安生又与平民教育家晏阳初等人在河北省定县创办"平民教育促进会"，合作建立了农村卫生实验示范区。协和1925年毕业生姚寻源应邀主持这项工作，建立了县卫生院，开展疾病调查和门诊医疗工作。1931年，北京协和医学院1929年毕业生陈志潜继任，进一步建立和健全了全县（约40万人）医疗卫生体系，为农民提供相当于现在的全科医疗服务，形成了区、乡、村三级医疗卫生保健网，实现了预防医学从城市向农村的扩展。1932年起，北京协和医学院的每班学生（第四学年）也都分批到定县实习一个月时间。北京第一卫生事务所和定县农村卫生实验区的成功，在当时产生了巨大的示范作用，不仅我国多地迅速响应，而且影响遍及欧美发达国家。1962年兰安生去世时，被授予美国公卫界的最高奖章，并被誉

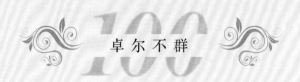

为"伟大的有科学预见性和政治家风度的人物"。此外，协和医院自 1921 年建立的社会服务部，亦密切联系着医院和社会，培训了中国第一批社会服务工作人员，开辟了中国医学社会服务的新天地。

1928 年国民政府收回外国教会学校管理权，提出"私立"、"中国人控制"、"教育与宗教分离"三大原则，颁布《私立学校条例》和《私立学校校董会条例》，北京协和医学院按照要求更名为"私立北平协和医学院"（以下称"北京协和医学院"），校长由外科教授刘瑞恒担任。

总体而言，在 1942 年学校第一次停办之前，北京协和医学院不仅是亚洲最先进的医学中心，同时也是国际上出类拔萃的医学院之一，在人才培养、科学研究、临床医学诸领域，均有享誉世界之贡献。当时我国主要的医学杂志，如《中华医学杂志》（中、英文版）、《中华生理学杂志》等重要学术论著多来自北京协和医学院，国外（主要是美国）著名的医学杂志上也经常见到北京协和医学院科学家的学术论文报告。

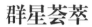
群星荟萃

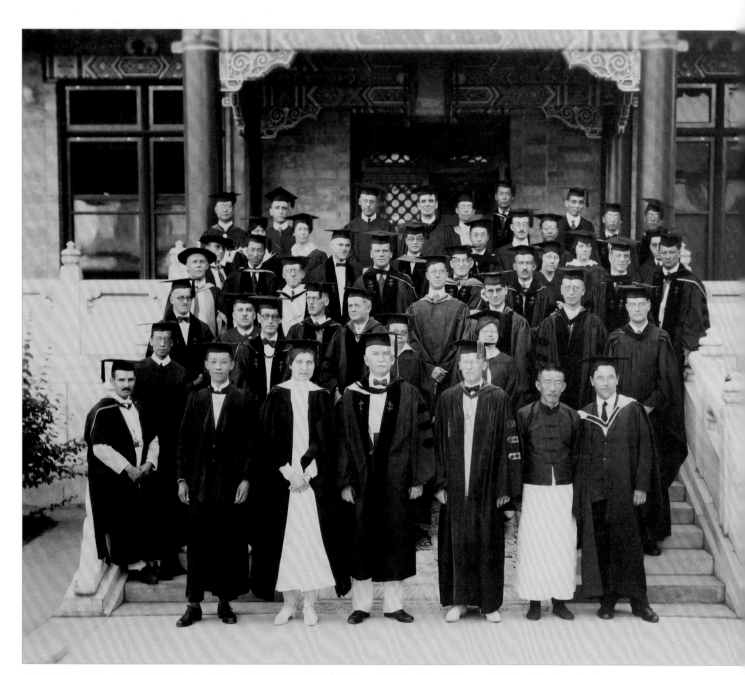

建校之初，由来自美国、英国、加拿大、中国等各国的著名学者、学术权威组成的强大师资阵容堪称一支"多国部队"。

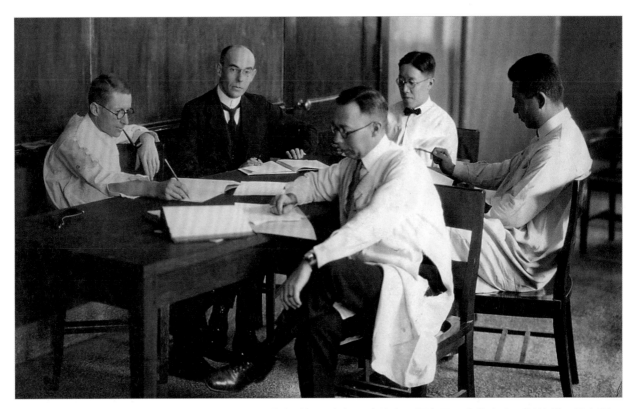

解剖学系的著名教授，左起：步达生，福泰恩，史蒂文森，潘铭紫，马文昭。

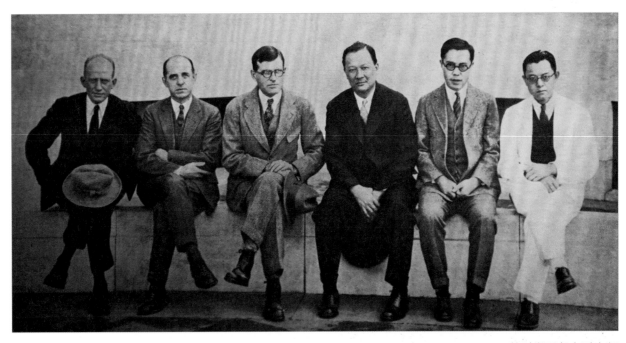

外科学系各专科主任

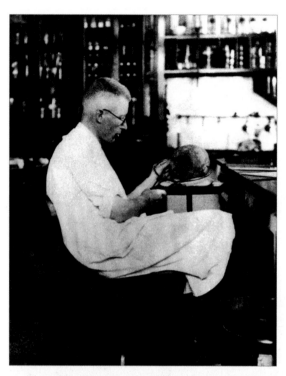

步达生（Davidson Black）解剖学家

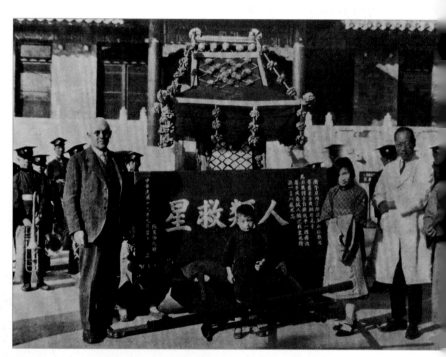

一位患者为妇产科教授马士敦（J. P. Maxwell）送来感谢牌匾

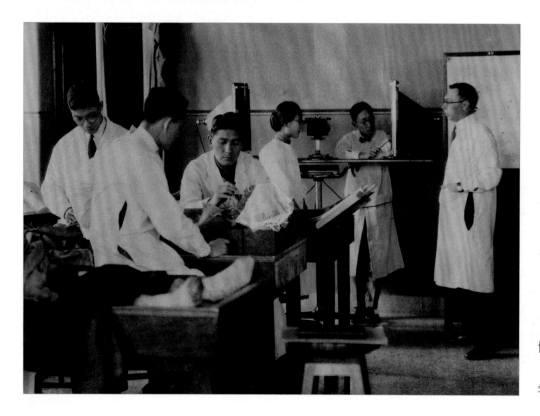

协和解剖学系著名教授史蒂文森
（Paul H. Stevenson）指导医
学生进行解剖实验

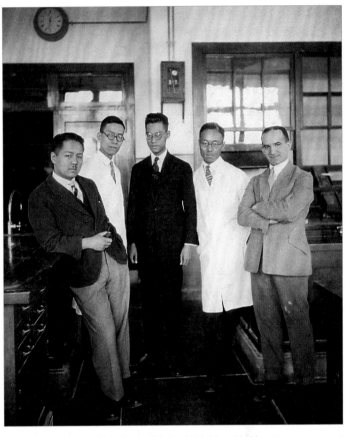

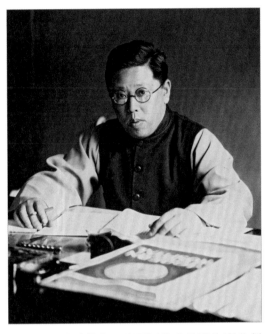

刘瑞恒，外科学家，我国近代公共卫生事业创建者。1903年考入北洋大学堂，1915年获哈佛大学医学博士，随后回国在上海哈佛医学院任教，1918年被北平协和医学院聘为外科教授。1929年任南京国民政府卫生署署长兼任北京协和医学院校长。

1934年，林可胜教授与侯祥川、侯宗濂、沈淇、Necheles H 等（从左到右）在生理实验室。

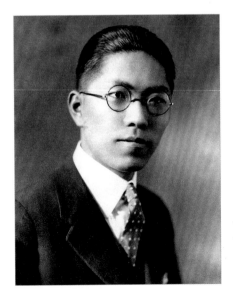

陈克恢　药理学家

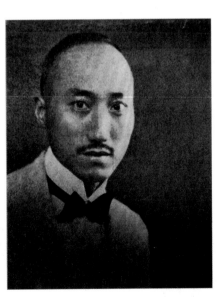

吴宪　生物化学家

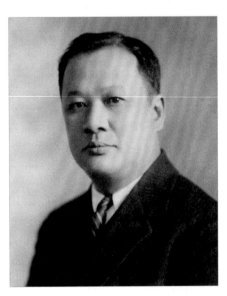

谢元甫　泌尿外科学家

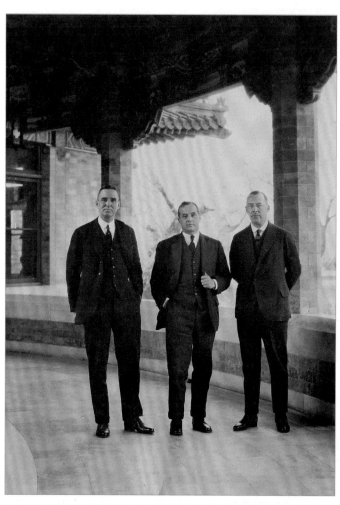

协和医学院校长兼本科学长胡恒德（中）与协和医学院两位
主要的管理者医院总理（T.Dwight Sloan，左）、会计总理
（James S.Hogg，右）在一起。

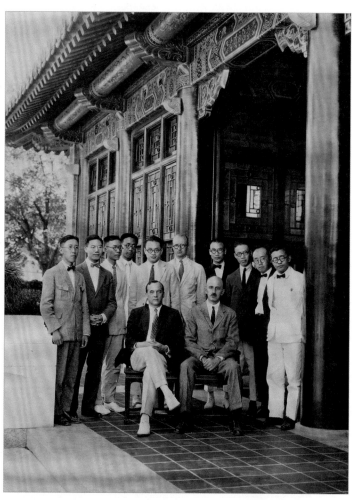

协和医学院校长胡恒德（前左）、代理校长顾临（前右）与师
生合影。

1921—194

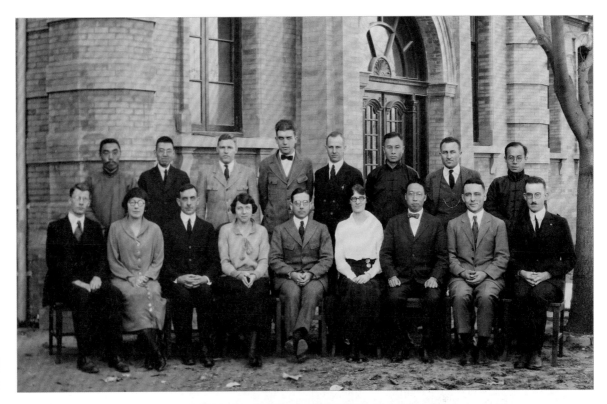

1924年北京协和医
学院医预科全体教师

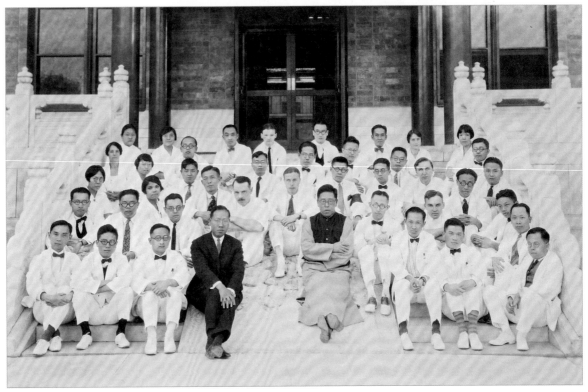

1927年协和医院
全体住院医师

精英教育

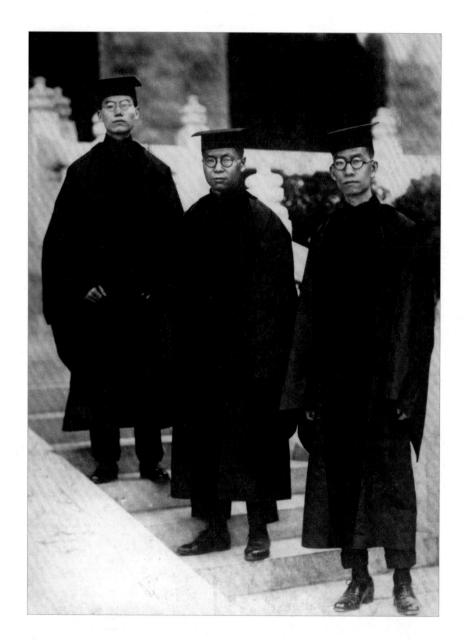

1919年北京协和医学院第一班医本科招收学生9人，其中5人从本校医预科升入。至1924年，第一届毕业生仅有3人，左起：梁宝平、刘绍光、侯祥川。

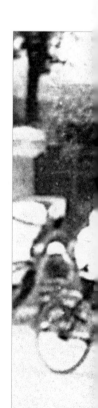

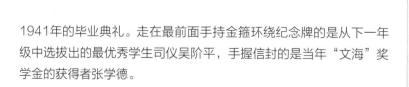

1941年的毕业典礼。走在最前面手持金箍环绕纪念牌的是从下一年级中选拔出的最优秀学生司仪吴阶平，手握信封的是当年"文海"奖学金的获得者张学德。

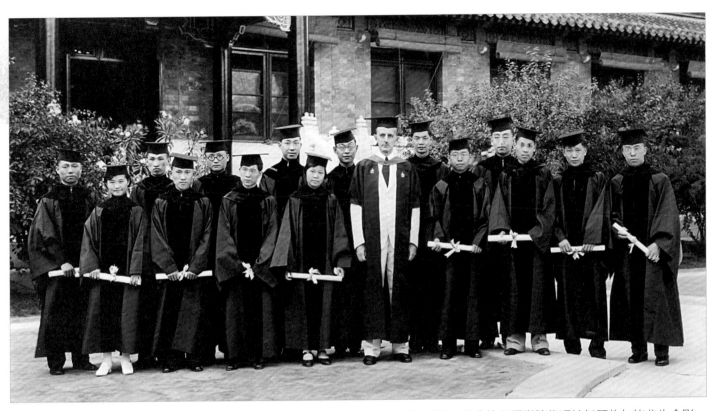

1933年6月，北京协和医学院代理校长顾临与毕业生合影。

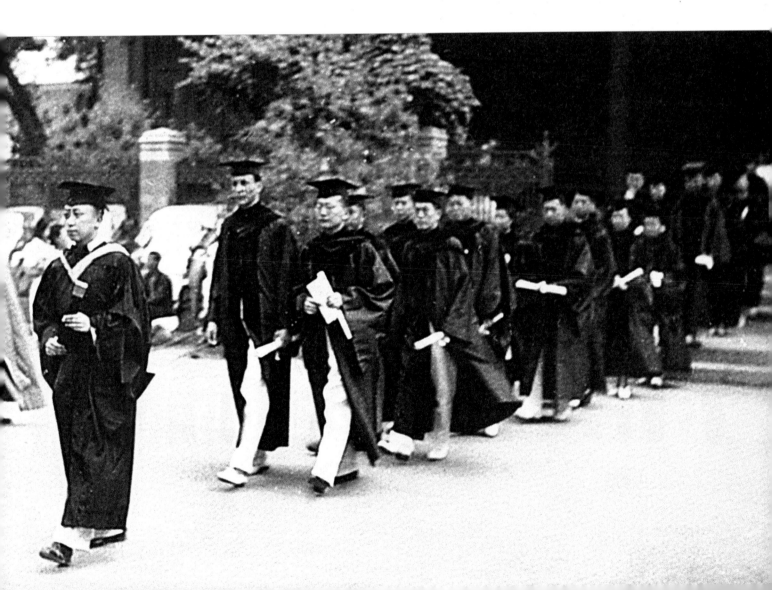

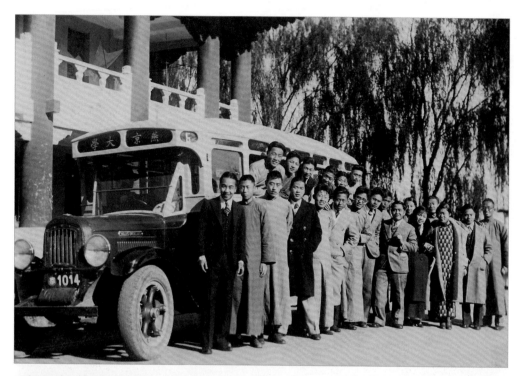

北京协和医学院部分医预科学生在
燕京大学

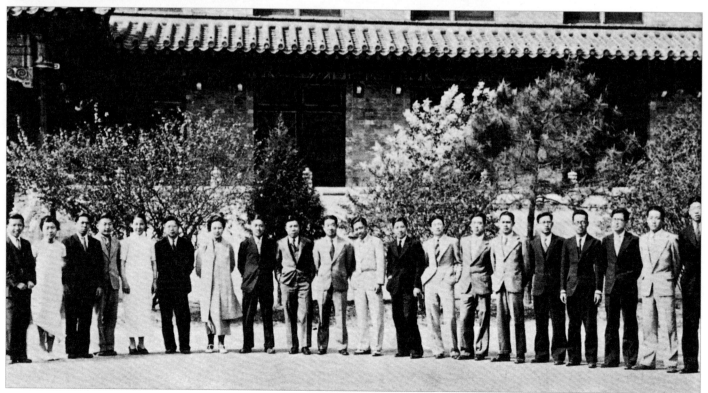

1935年燕京大学医预科考入北京协和医学院的20位学生合影

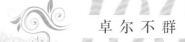

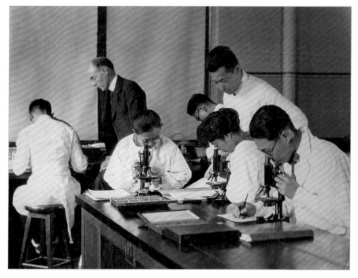

医学生在组织学实验课上

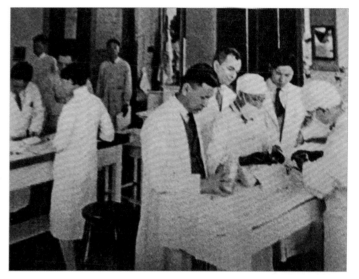

教师指导学生进行外科实习

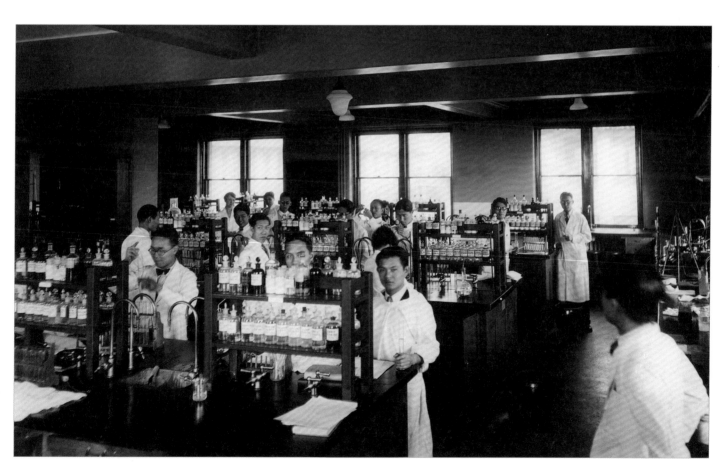

医学生在生物化学实验课上

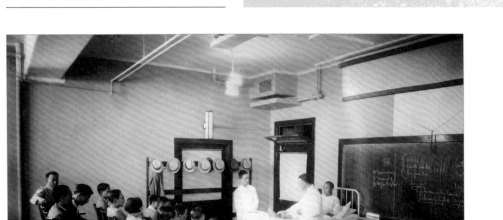

医学生在诊断学课上

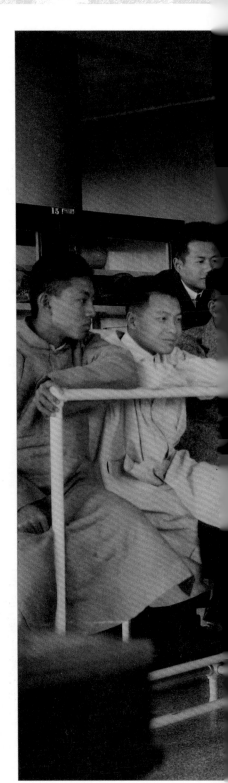

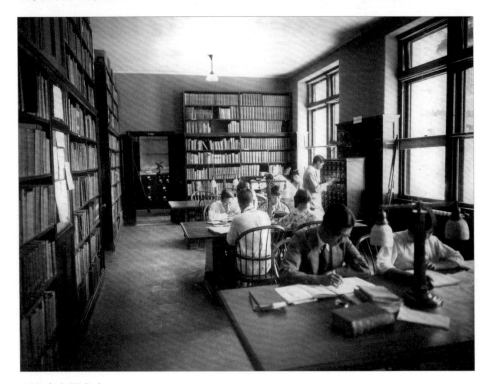

医学生在图书室

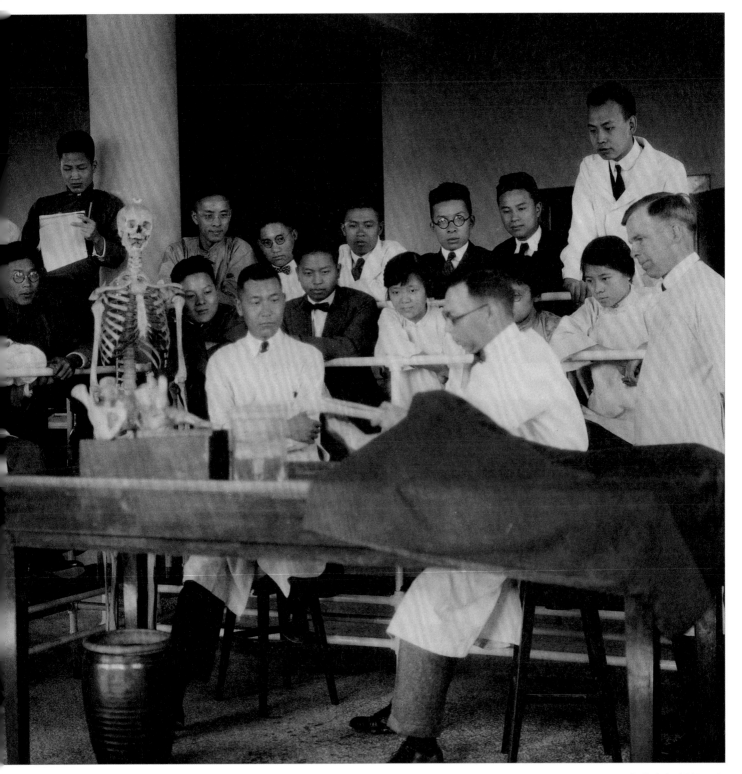

医学生在解剖学课上

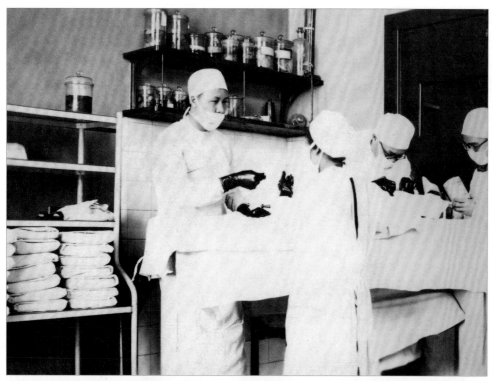

1929届学生林巧稚（左二）和同学
一起在解剖学实验课上

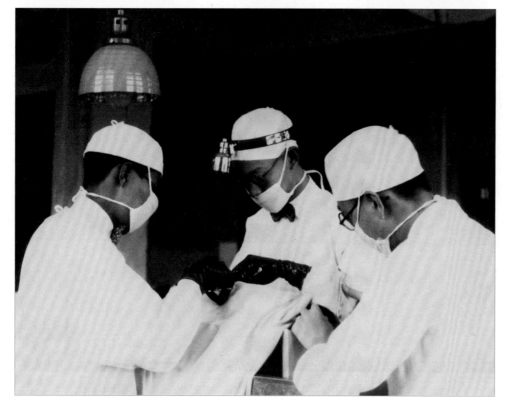

1933届学生黄家驷（左二）和同学
一起进行外科基本功训练

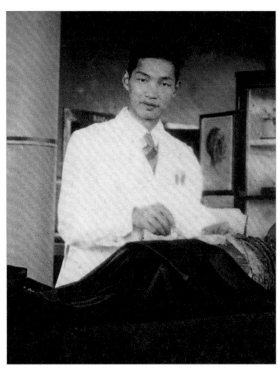

1933届学生李洪迥在解剖学实验课上

1933届学生邓家栋在外科实习

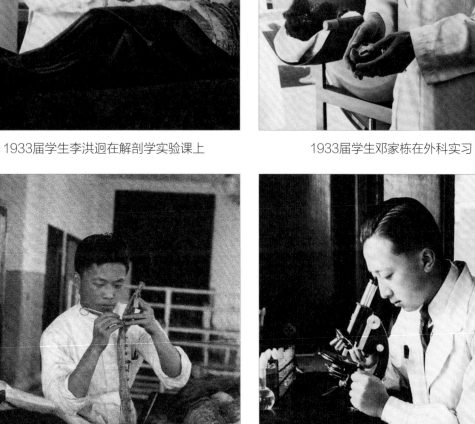

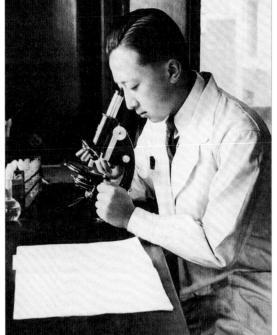

1940届学生曾宪九在解剖学实验课上

1942届学生吴阶平在细菌学实验课上

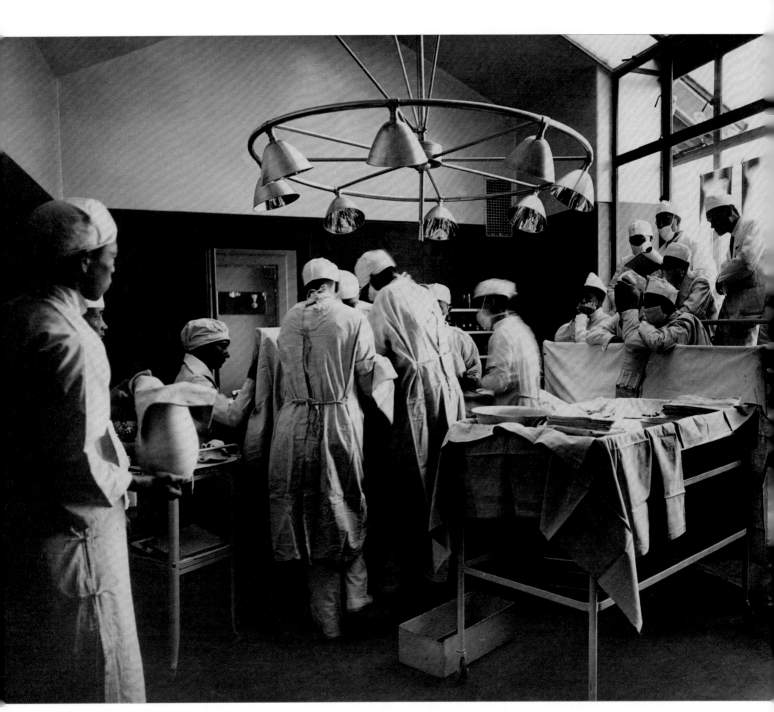

医学生观摩外科手术

1921—194

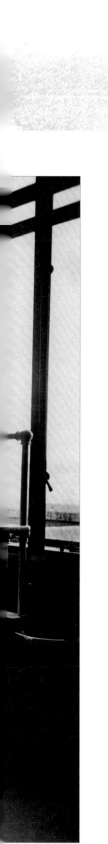

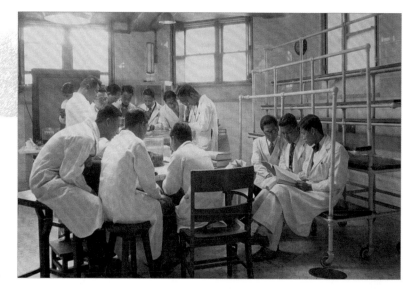

医学生在进行病理研究

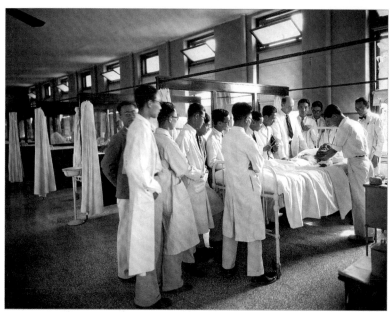

内科学教授带领医学生
进行床边示教

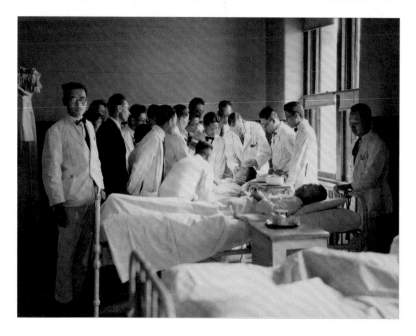

眼科学教授带领医师和
医学生进行病房大巡诊

丙寅医学社

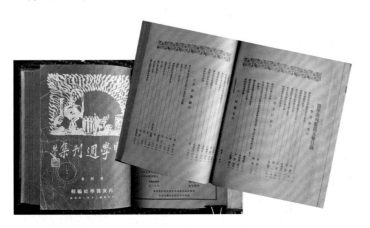

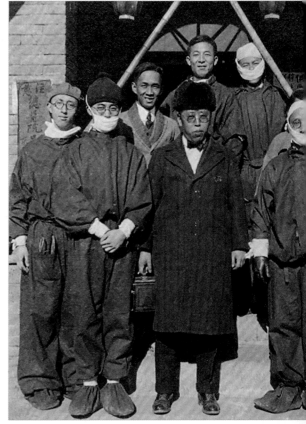

1925年，"五卅运动"爆发，北京协和医学院以杨济时、贾魁、诸福棠、朱章赓、李瑞麟、陈志潜为代表的一批进步学生，积极参加北京市学联组织的爱国运动，身体力行地以自己的学识去重新理解中国的现状，并力图为改革中国社会出力。1926年，北京协和医学院学生和青年医生发起组织了"丙寅医学社"（因1926年是丙寅年，故称"丙寅医学社"）。成立之后，医学社发行了《医学周刊》，又名《丙寅周刊》。从1926年到1949年，这份刊物被称为是医学革命的宣传阵地，并受到社会的广泛关注。著名教育家熊希龄为刊物题名，著名画家林风眠为封面作画。

1926年校长刘瑞恒带领师生到南苑医院救助伤员

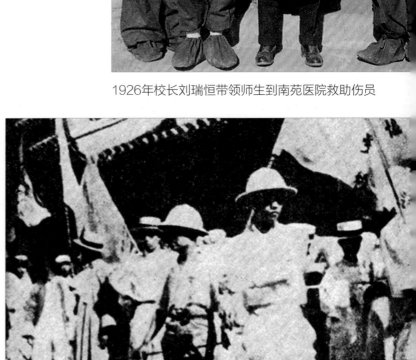

1925年，"五卅"惨案发生后，北京协和医学院全体同学走上街头，参加抗议英帝国主义暴行的示威游行。

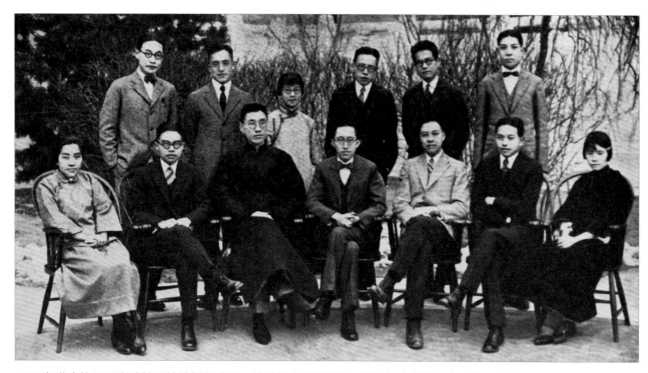

1927年北京协和医学院校刊社编辑部成员：编辑部主任诸福棠，副主任陈志潜、陈元觉、陈宝书、施锡恩。编辑部成员：朱懋根、赵骐、晁诲民、郑荣斌、范权、容启荣、李瑞麟、林巧稚、刘素君、王世伟、汪国铮、吴朝仁。

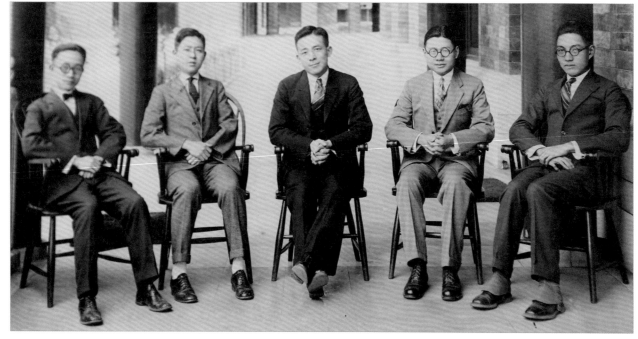

1927年北京协和医学院校刊社庶务部成员：主任方颐积。成员：程玉麟、朱章赓、钟惠澜、胡传揆、黄克纲。

课外生活

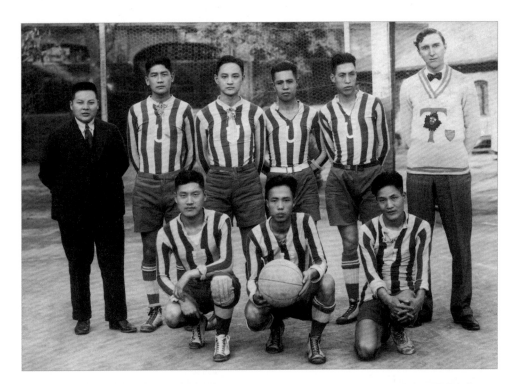

1927年，北京协和医学院篮球队成员合影。后排左起：荣独山（领队）、袁贻瑾、卞万年、关键安、甘怀杰、C.F.Maguire（教练），前排左起：金显宅、杨保安、吴烈忠。

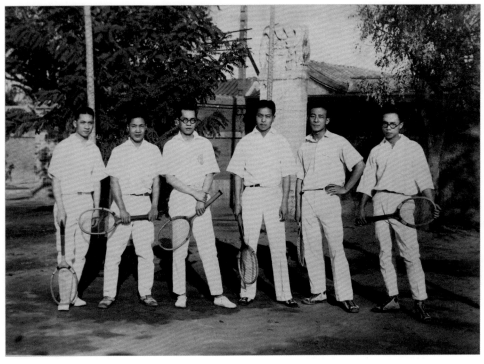

1926年，北京协和医学院网球队成员合影。卢致德、陈宝书、吴烈忠、方颐积、郑荣斌、杨保安。

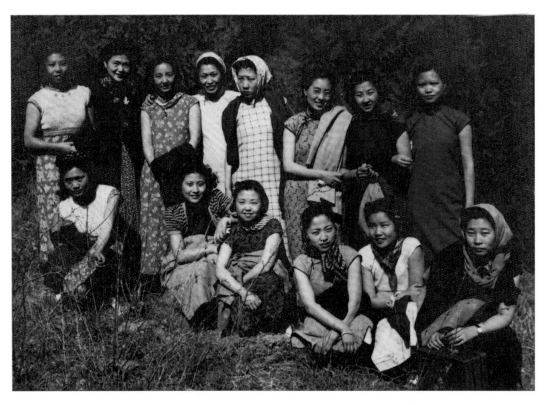

协和护校学生到郊外踏青

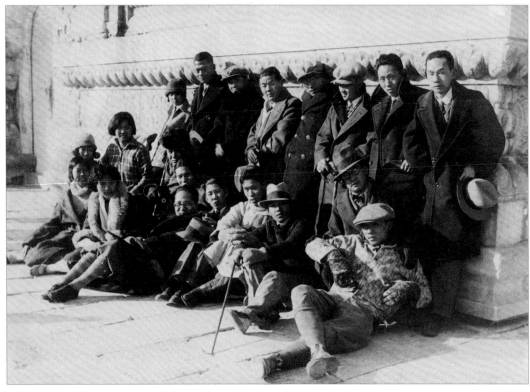

医学生到西山八大处秋游

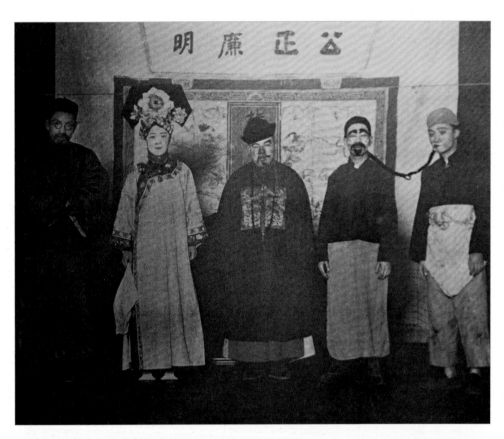

北京协和医学院学生戏剧团演出戏剧。左起：程玉麟、聂毓禅、荣独山、钟惠澜、朱章赓。

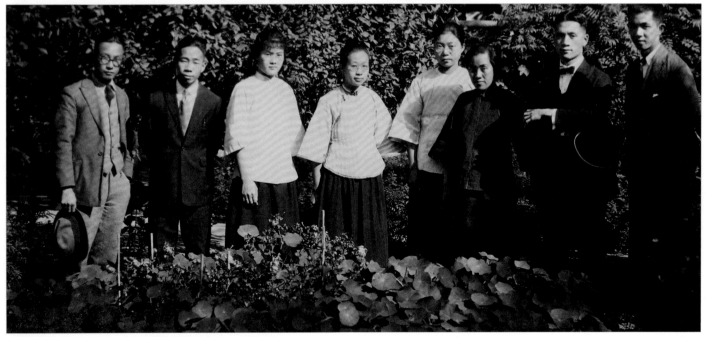

北京协和医学院学生音乐团成员

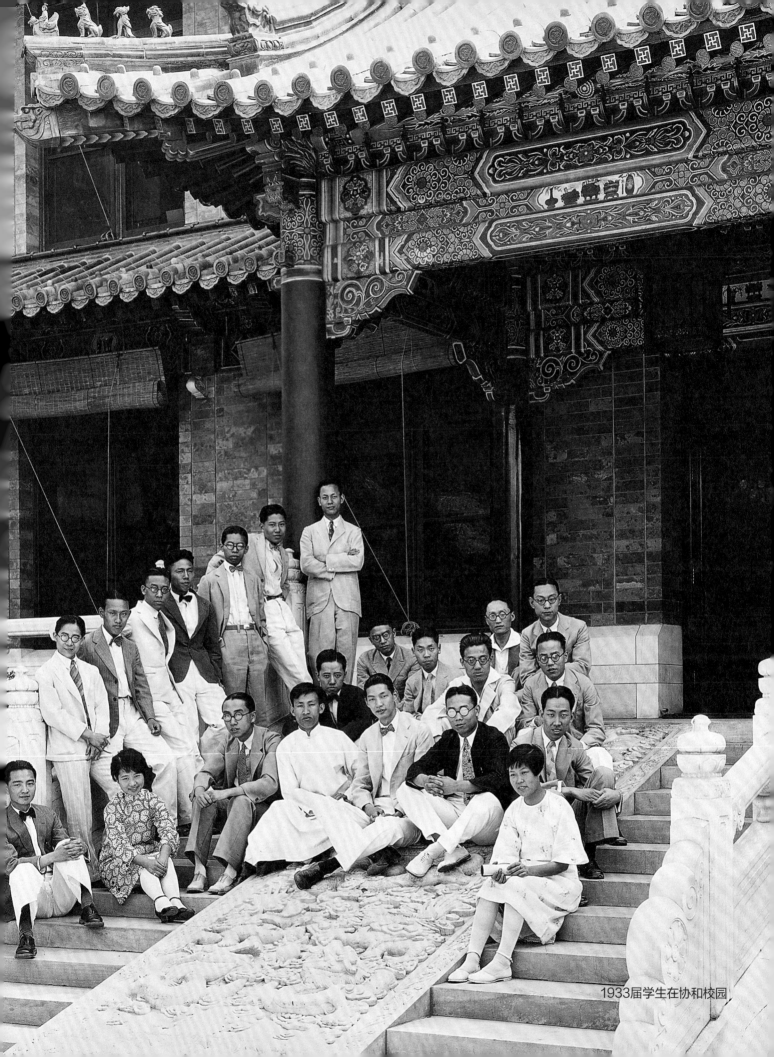

1933届学生在协和校园

护理教育

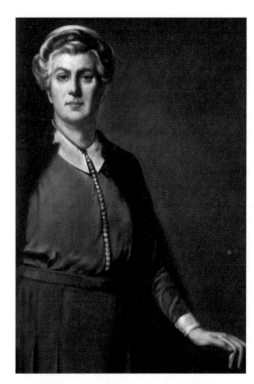

护校校长沃安娜（Anna D. Wolf）

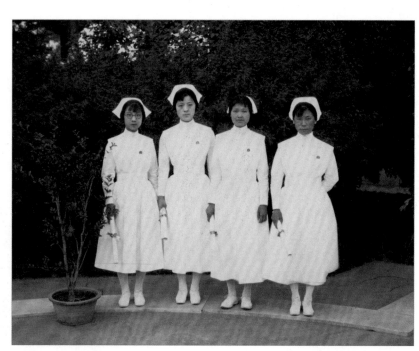

1927届协和护校毕业生。左二为聂毓禅，后为护校第一任中国校长。

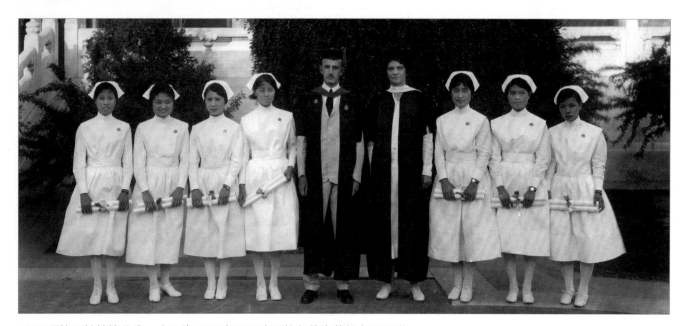

1931届协和护校毕业生，右三为1983年国际南丁格尔奖章获得者王琇瑛。

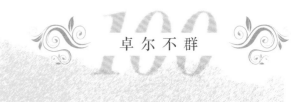

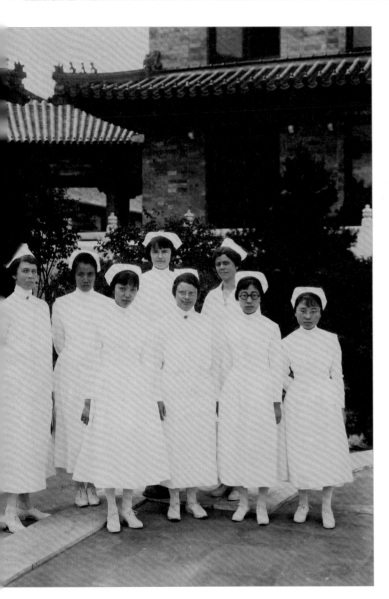

1927届协和护校毕业生

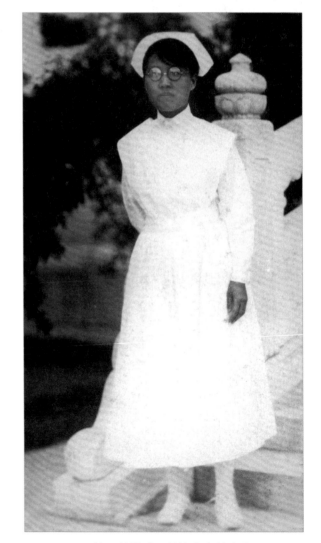

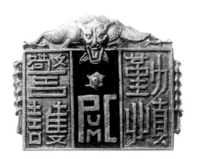

协和护校校徽

1924届协和护校唯一的毕业生曾宪章

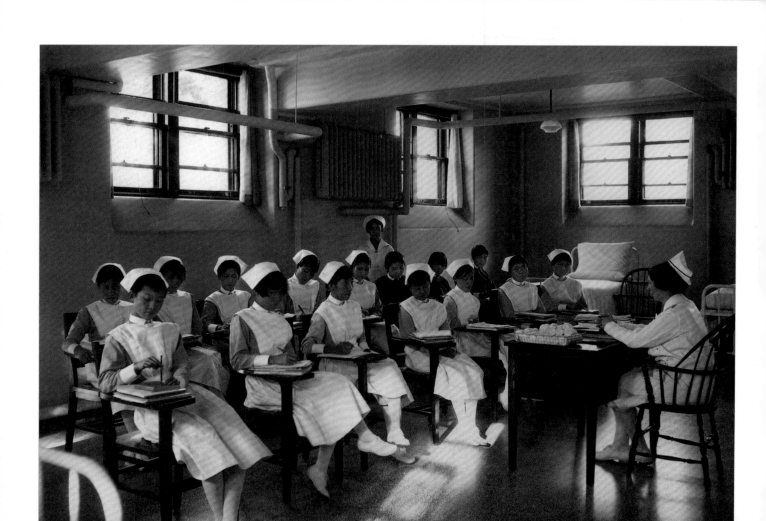

护校学生在课堂上

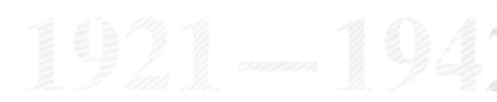

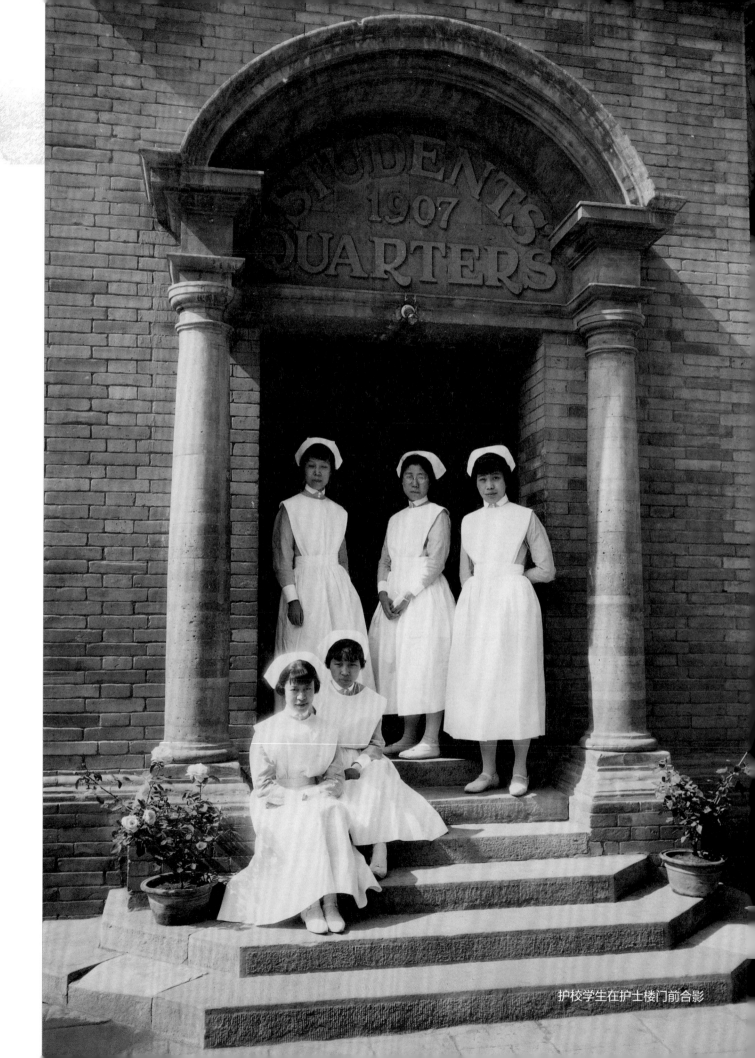

护校学生在护士楼门前合影

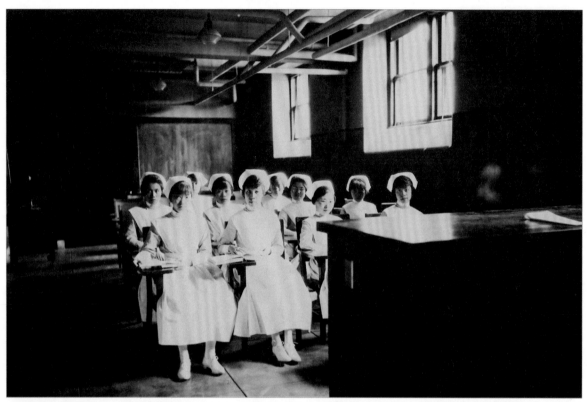

护校学生在课堂上

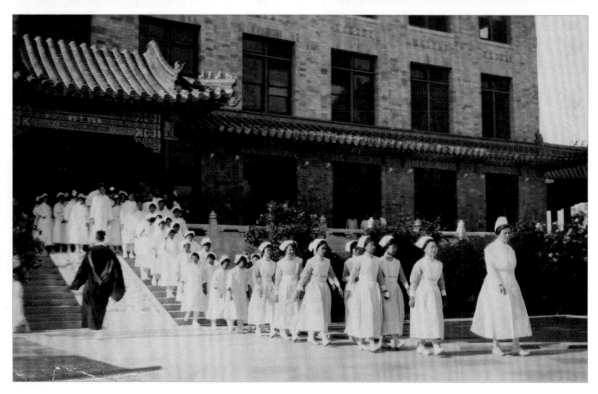

胡志敏校长带领护
校学生列队参加毕
业典礼

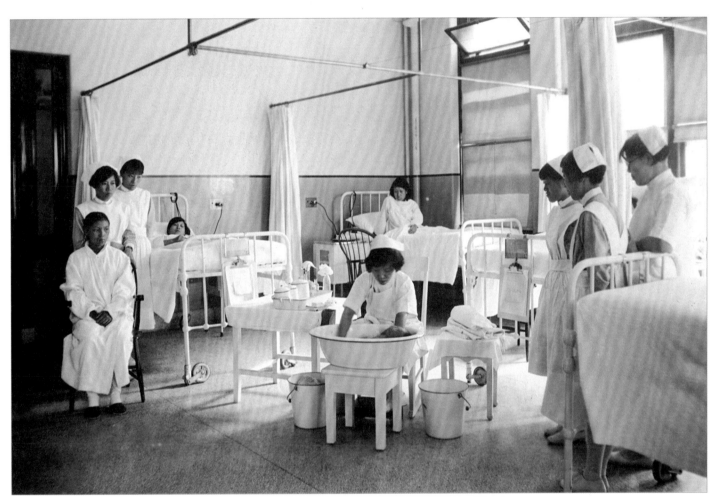

教师为护校学生做婴儿护理示范

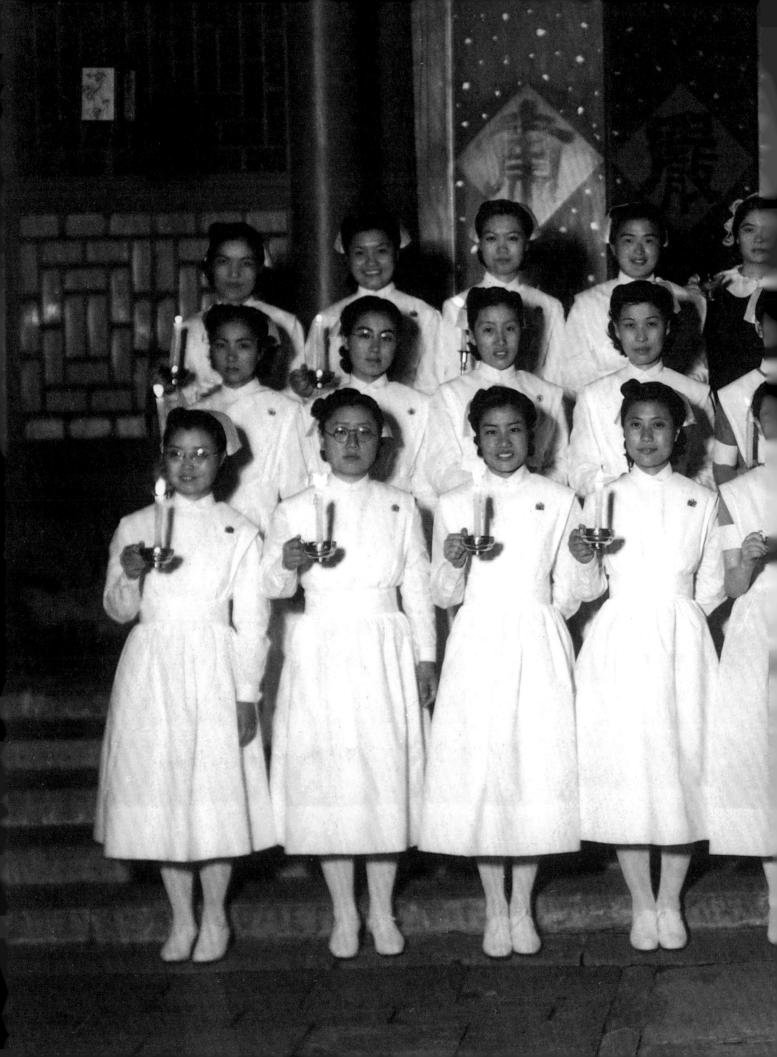

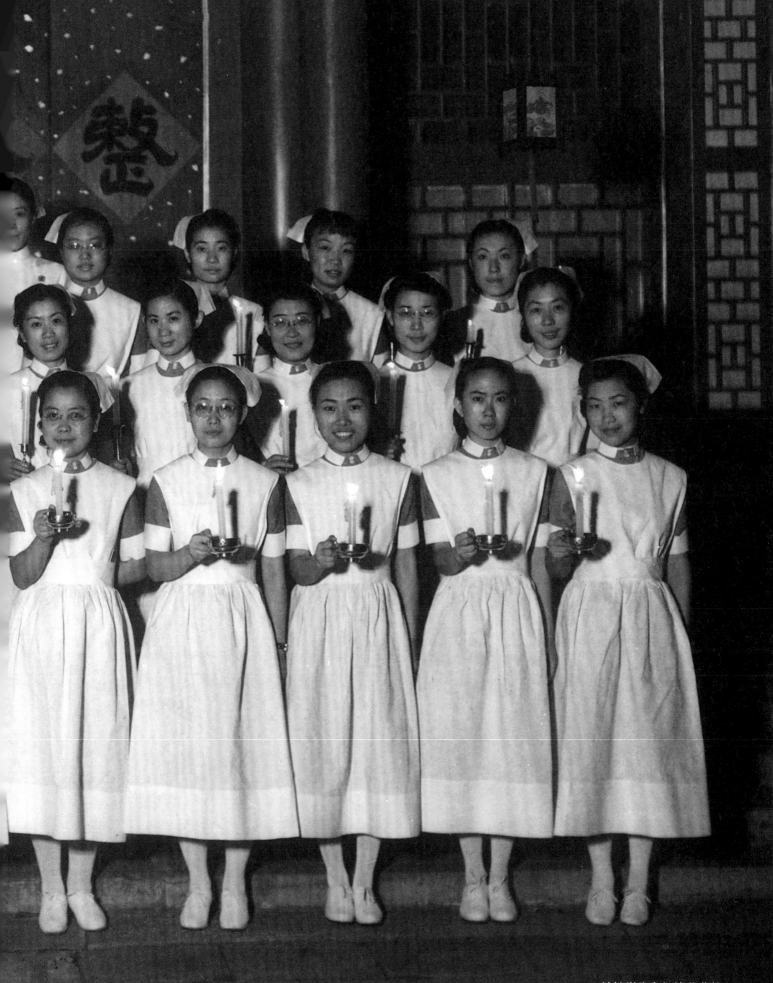

护校学生参加毕业典礼

开创性的公共卫生教育

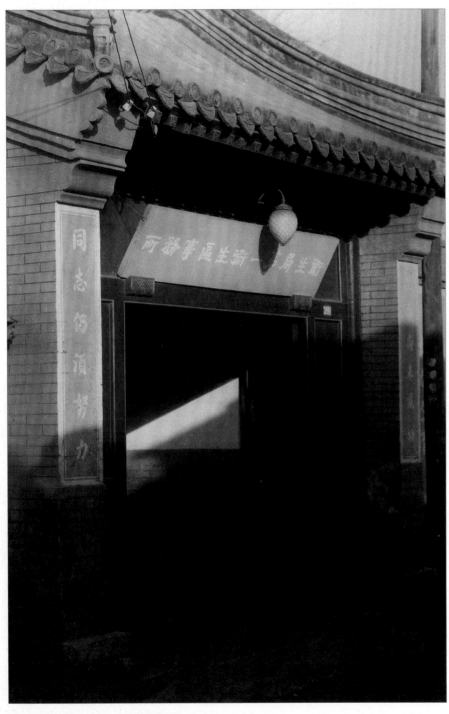

北京市卫生局第一卫生区事务所

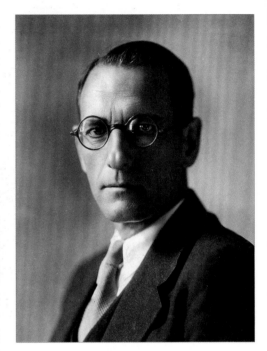

兰安生（John Black Grant）公共卫生学家

　　1923 年，致力于公共卫生教育的美国人兰安生来到北京协和医学院，他的理念"一盎司的预防，胜过一磅的治疗"从此在协和扎根。

　　兰安生创立了北京协和医学院公共卫生学系，他主导建立的全球第一个社区卫生机构，成为中国公共卫生事业的起点。这种在城市中建立三级保健网的模式，被称为"兰安生模式"。

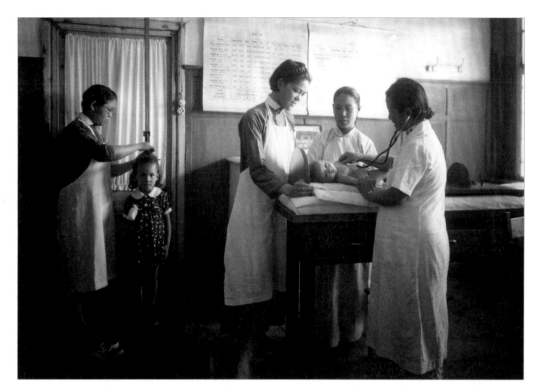

医护人员为儿童及新生儿进行健康检查

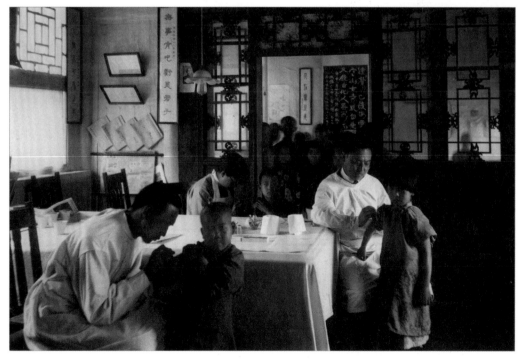

医护人员为儿童进行预防接种

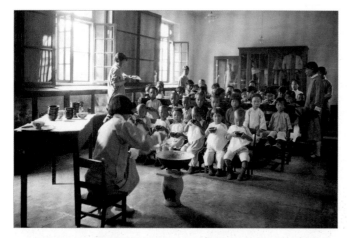

公共卫生护士指导孩子们服药

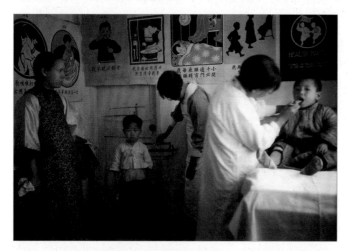

医护人员为社区儿童进行健康检查

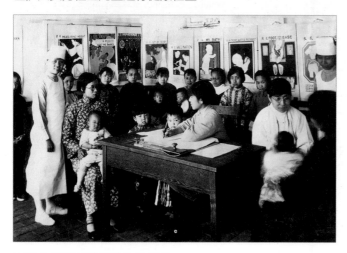

医护人员接待前来诊治的患儿

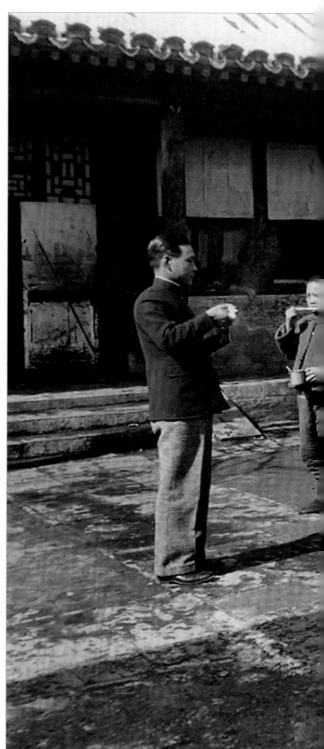

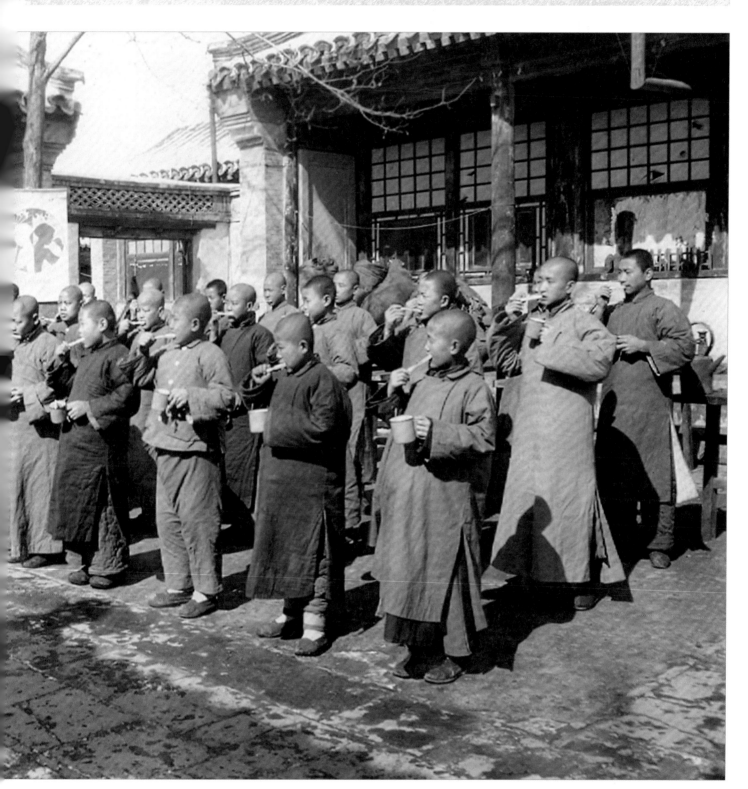

第一卫生事务所医生对社区居民进行口腔卫生指导

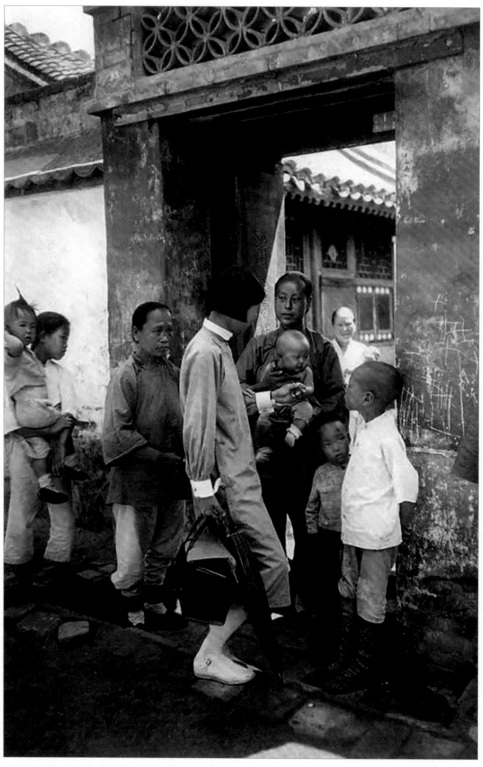

公共卫生护士深入居民区做家庭访视

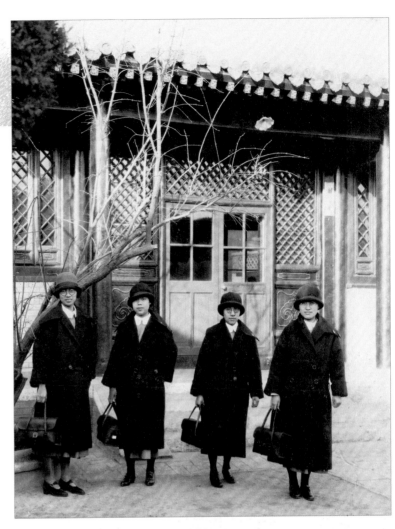

第一卫生事务所的公共卫生护士们整装待发

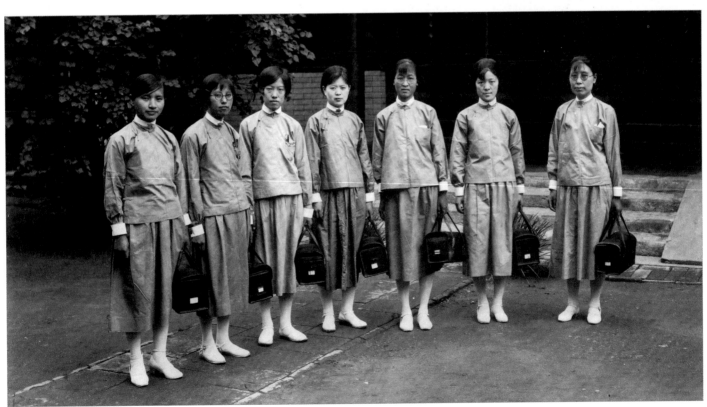

农村卫生实验区建设

　　1932 年，北京协和医学院毕业的医学博士陈志潜离开北平，带着医学救国的思想，先后参与陶行知和晏阳初分别在南京郊区和河北省定县平民教育促进会的农村卫生实验区建设。在定县创立了他构想多年的区、乡、村三级医疗卫生保健网，开展保健服务和健康教育。此后的五年多时间里，在晏阳初促进平民教育会的总目标下，陈志潜建立的"农村卫生试验区"影响深远，为中国的卫生事业，尤其是农村社区保健和公共卫生教育做出了卓越的贡献。

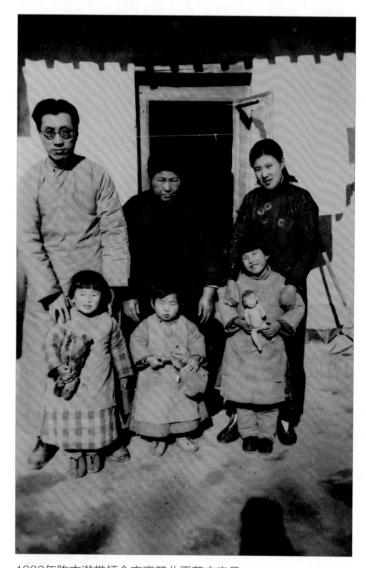

1932年陈志潜带领全家离开北平落户定县

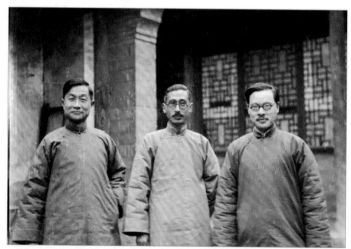

中国当时著名的乡村建设试验者晏阳初（左一）与来访者

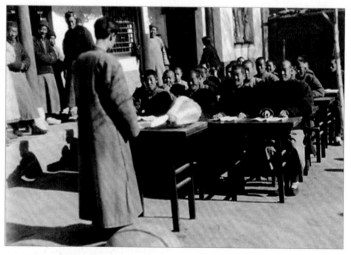

1931年定县露天课堂的平民教育

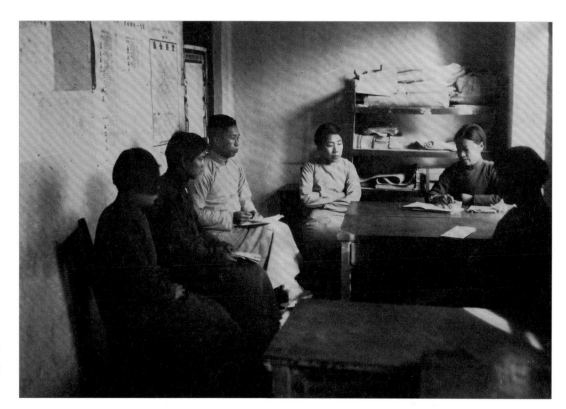

协和护校学生周美玉在定
县主持每周学校卫生工作
讨论会

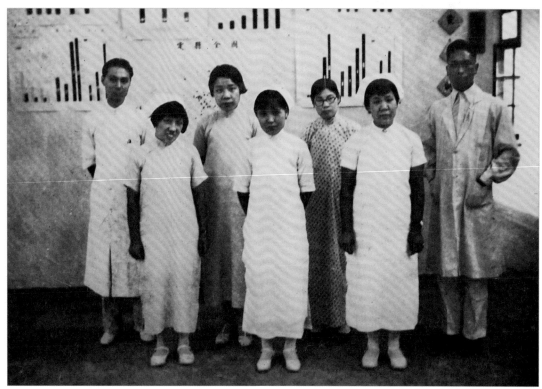

1935年，陈志潜在定县
建成了全县最大、仪器设
备最好、包括一个医院的
卫生中心。医院内的医生
和护士大都是来自北京协
和医学院的毕业生或实习
生。图为定县保健院的部
分医生和护士。

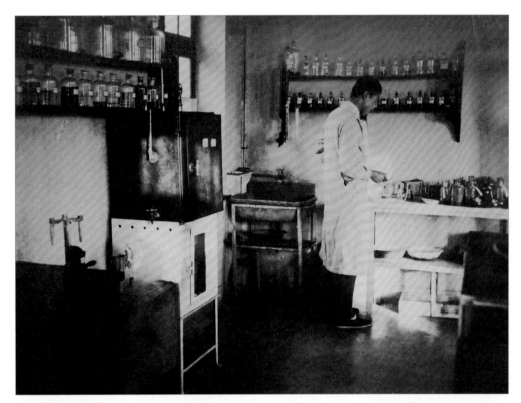

定县保健院检验室

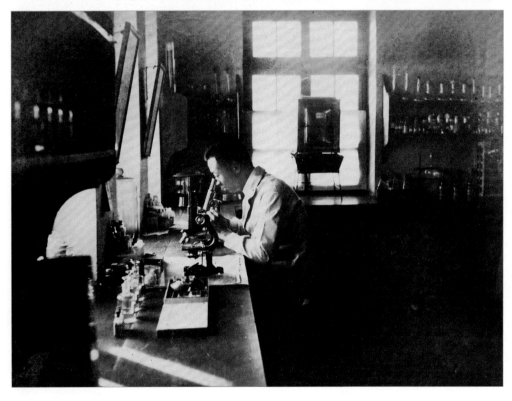

保健院医生正在进行检验工作

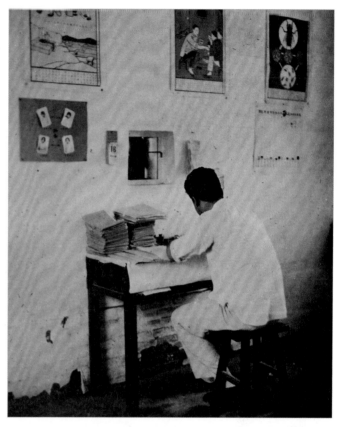

保健院挂号室

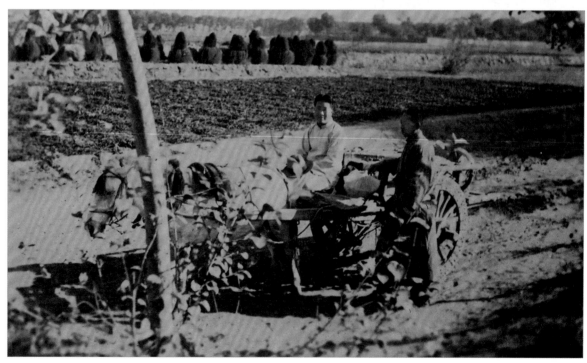

保健院管理医师周
戎敏外出巡诊

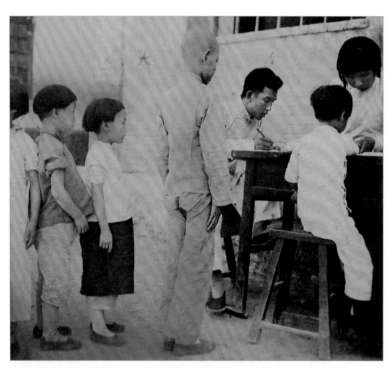

健康保健登记

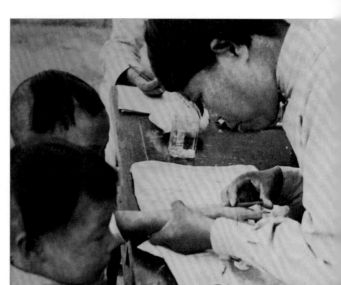

医生为儿童注射疫苗

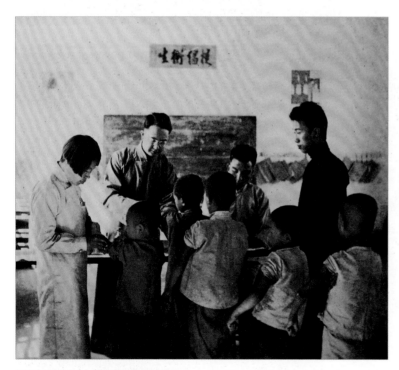

医生为儿童进行白喉预防注射

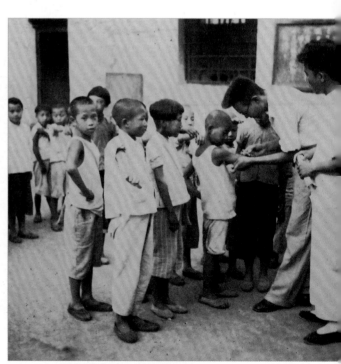

医生为儿童进行伤寒预防注射

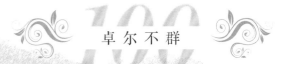

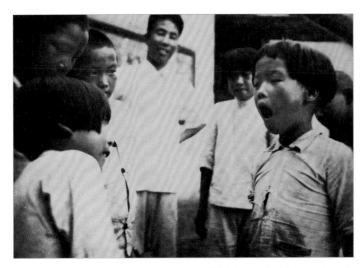

学校教师监督学生互相检查口腔卫生

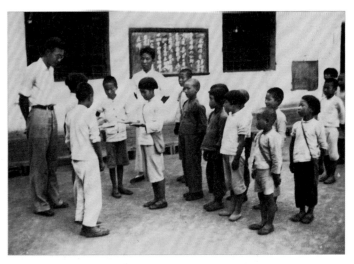

学校教师监督学生互相检查个人卫生

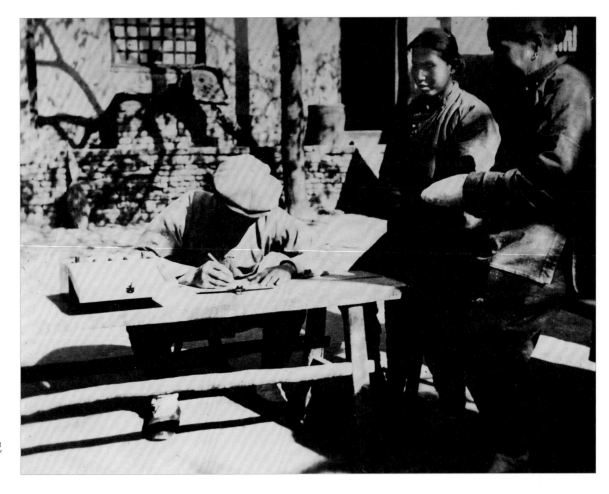

保健院医生正在记
录患者治疗情况

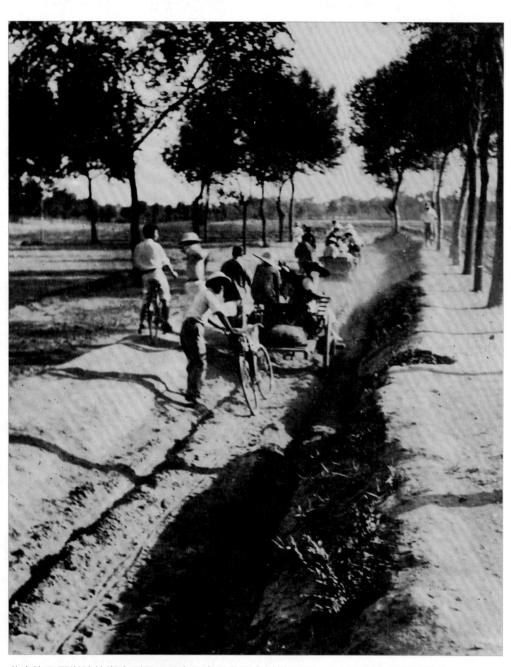

北京协和医学院的学生利用毛驴车和自行车到乡村僻野参加农村卫生实习基地的实习

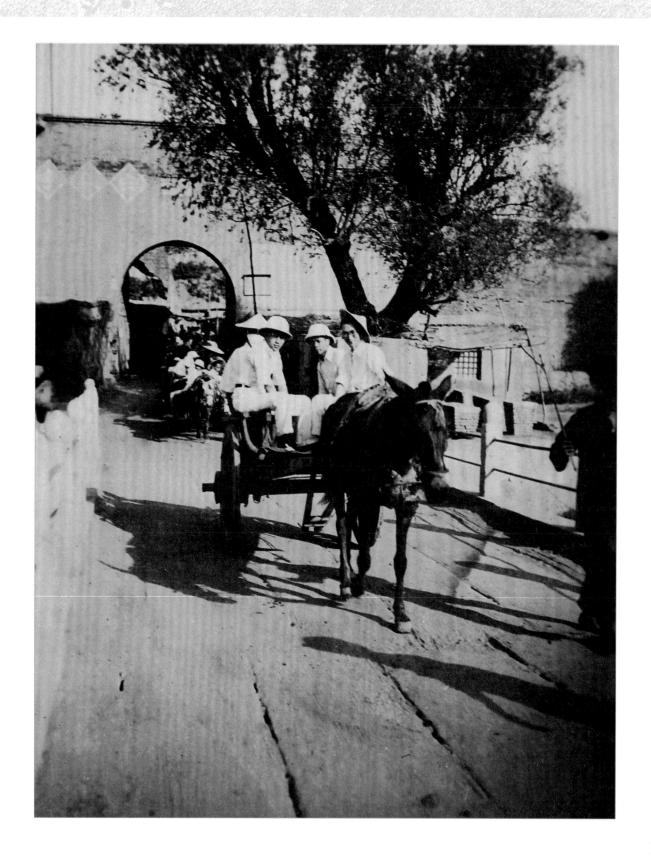

1921—1

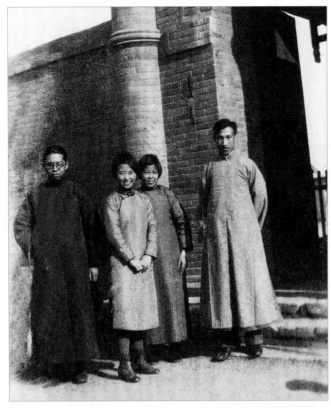

医学生到河北定县平
民教育会参加农村卫
生教育工作

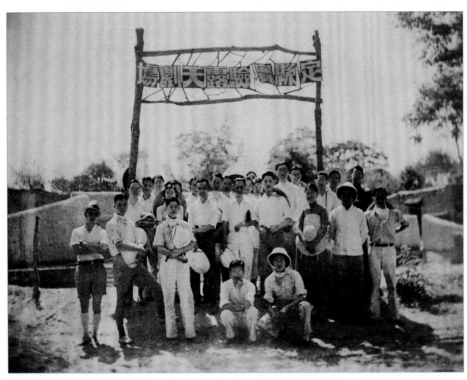

北京协和医学院学生在河北定县参
加农村卫生实习基地实习时合影

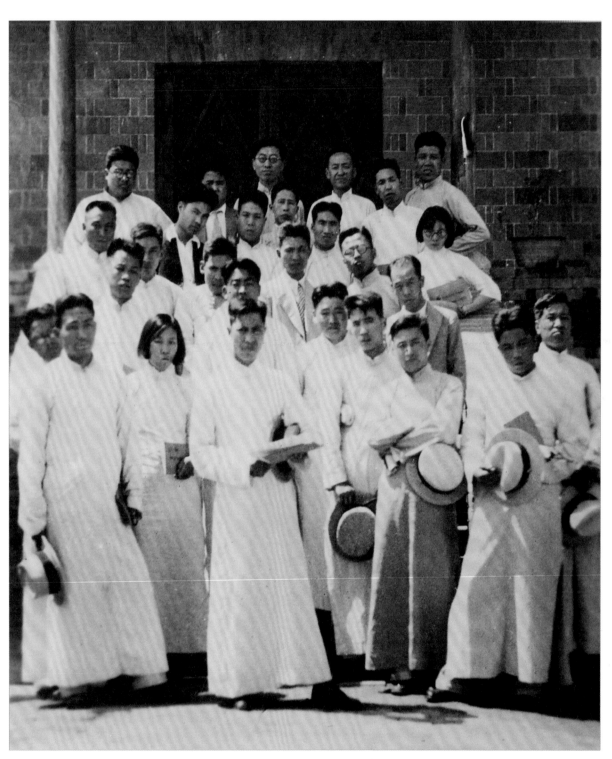

从1932年起，北京协和医学院安排每班学生（第四学年）分批到定县进行一个月的实习，使他们关注民生、认识社会，对农村卫生问题有所了解。图为医学生在河北定县农村卫生实习基地参加实习时合影。

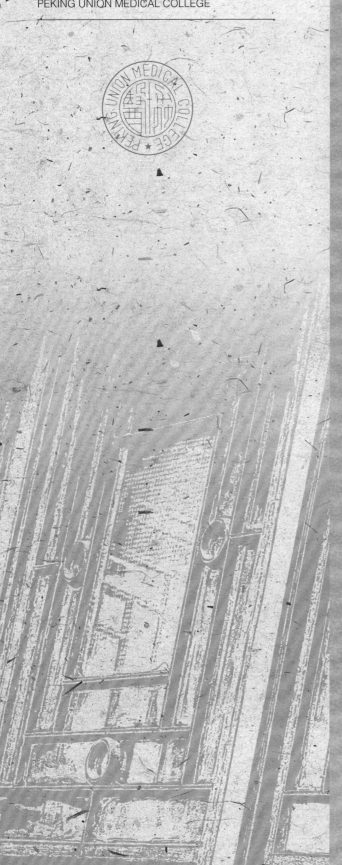

科学济人道 *Science for Humanity*

世纪協和

PICTORIAL HISTORY OF
PEKING UNION MEDICAL COLLEGE

沦陷时期的
北京协和医学院

武汉救灾

抗战救护队

护校西迁

抗战胜利协和复校

第三编

家国情怀

1931—1949

北京协和医学院建校一百周年图史 世纪协和

PICTORIAL HISTORY OF PEKING UNION MEDICAL COLLEGE

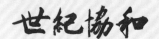
沦陷时期的北京协和医学院

　　1931年，武汉遭受了历史罕见的特大水灾，北京协和医学院应南京国民政府卫生署的要求，先后派遣两批医护人员前往武昌和汉口救治遭受洪灾的灾民。同年，日军发动"九·一八事变"，北京协和医学院学生又自发组织了医疗救护队。次年春，在协和第一位华人系主任林可胜教授的倡导下，北京协和医学院学生救护队正式成立。1933年，日军进犯长城的喜峰口和古北口，救护队开赴前线。林可胜和他的助教卢致德身先士卒，在战地开设手术室救治伤员。不久，林可胜又在北京协和医学院组建了"军医官救护训练队"，在课余时间训练医学生战地急救和担架搬运。1937年"七·七事变"爆发后，北京协和医学院校长刘瑞恒应国民政府征召，主持军民医务卫生工作。富有领导战地医疗救护经验的林可胜教授，以协和的"军医官救护训练队"为主力，于1938年春在武汉组建了"中国红十字会医疗救护总队"。1939年2月，救护总队迁至贵阳图云关，开办战时卫生人员训练所和训练示范病房以培养战地医护人员，荣独山、容启荣、张先林、周寿恺、汪凯熙、周美玉等北京协和医学院毕业生分别担任系主任和教员。救护总队的工作伴随抗战的始终，在战场上救治伤员无数，训练医护人员近2万人，林可胜教授以及许多北京协和医学院学生在其中做出了巨大的贡献。

　　除了参加抗日救护，还有一些协和人转移到了西部，继续从事教学科研工作，如李宗恩、张孝骞离开北京协和医学院，分别到国立贵阳医学院和湖南湘雅医学院担任抗战时期的医学院校长，两校的延续与发展同他们艰苦卓绝的工作密不可分。正在美国进修的吴英恺也在1943年毅然回国，冒着生命危险辗转两月到达重庆，在那里创建了中央医院的外科。

　　1941年12月8日太平洋战争爆发，日军突然进驻北京协和医学院和医院，全校职工出入均受监视，学校停课。虽然医院的医疗工作勉强维持，但门诊停业，病房也不再接收新病人住院。到1942年1月31日，学校、医院、宿舍完全被日寇侵占，北京协和医学院停办，所有学生被迫离校，全校医护员工也都各谋生计。有相当一部分医护员工在北平和天津自由结合，组建医院、诊所。如邓家栋、张安等到北京道济医院；诸福棠、吴瑞萍等创办儿童专科医院，发展为今天的北京儿童医院；谢元甫、钟惠澜、关颂韬、孟继懋、林巧稚等相继到北平中央医院行医。

协和护校则在校长聂毓禅的主持下，克服重重困难西迁。1943年春，聂毓禅带领部分未回家的教师和学生从北平出发，历经两个月的艰难险阻，从沦陷区到达四川，在成都复校，借华西大学的校舍和医院继续招生。从1943年9月起，协和护校在成都共招收了三年学生，约50余名，同时还举办了一届两年制的进修班，为国家培养了一批急需的护理人才。

国家兴亡，匹夫有责。抗战期间，虽然许多协和人未能奔赴西南后方直接为抗战出力，但他们在民族危难、条件艰苦的年代里，始终保持民族气节，不顾个人安危，以另外一种形式支援抗战，为国家保存和培养了宝贵的医疗卫生人才，为争取抗战胜利做出了应有的贡献。

1945年日本战败投降。9月15日，学校董事会和中华医学基金会派出代表，从日军手中收回全部校产。1946年1月，部分校舍被"军事调处执行部"借用，调处失败后，由学校收回。此前，为解决协和战后恢复问题，洛克菲勒基金会、中华医学基金会和北京协和医学院董事会组成考察团，于1946年5月13日至7月22日，访问了上海、南京、北平、张家口、成都和重庆等地，经过考察后，考察团建议仍以小规模、高质量为原则，继续实行原北京协和医学院的办学方针，重建北京协和医学院和医院。

1947年，原北京协和医学院内科襄教授李宗恩，被任命为第一次北京协和医学院复校后的校长，他也是北京协和医学院自创建以来真正有实权的第一位中国人校长。开学前夕，21名北京协和医学院前任教员重新回归，妇产科林巧稚、内科刘士豪、朱宪彝、儿科诸福棠、皮肤科李洪迥、放射科谢志光、病理科胡正详、外科吴英恺、细菌系谢少文等都陆续恢复原职。同年10月27日，北京协和医学院正式开学。当年9月，在北平和上海录取医学新生22名。迁成都的护校也由聂毓禅校长率领，于1946年6月回到北平，并于10月1日，招收护士新生16名。1948年5月1日，协和医院开始接收病人，是年秋天校园也基本恢复并投入使用，10月10日北京协和医学院举行了一次"校友返校日"。12月24日，1943届医学生在回校完成临床补课实习并通过考试后，补行了正式毕业典礼。

注：抗战时期在北京协和医学院的历史上是一个特殊的时期，为了能够完整地叙述这段历史，本编与上一编在时间上略有重叠，特此说明。

武汉救灾

　　1931年武汉遭受百年不遇的洪涝灾害，北京协和医学院应南京国民政府卫生署之要求，先后派遣两批医护人员前往武昌和汉口，协同当地医疗预防单位进行疾病防治工作。第一批约10人，由关颂韬、董承琅两位教师率领，队员有张纪正、裘祖源、李洪迥、彭达谋等人。第二批医护人员由内科襄教授李宗恩率领，队员有张孝骞、陈国珍、周寿恺、瞿承方、方先之等人。他们在灾区传染病的预防、灾民的疾病救治等医疗工作中做出了贡献。

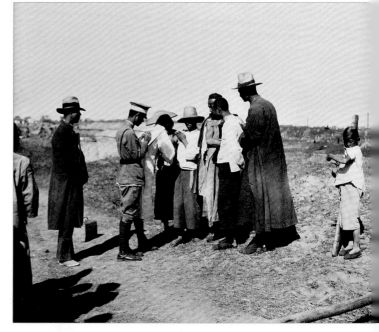

协和医疗队参加武汉水灾医疗救助工作

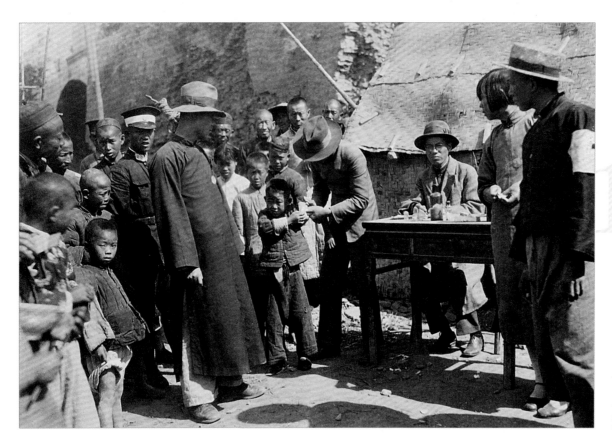

协和医疗队医护人员为灾区儿童进行预防接种

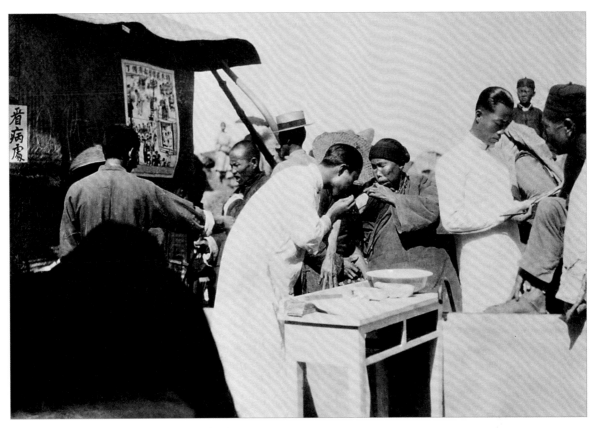

协和医疗队医护人员为灾民进行预防接种

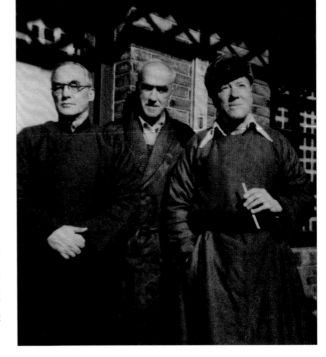

1941年12月，太平洋战争爆发，日军占领协和医学院并闯入校长住宅带走了校长胡恒德、总务长鲍恩和汉密尔顿·安德森。1941年至1945年间，胡恒德（左一）、鲍恩（右一）和燕京大学校长司徒雷登（中）被日本军队关押四年。

世紀協和

抗战救护队

　　林可胜是中国近代最杰出的科学家之一，然而他对中国的贡献却远远超出了科学范围。1931年"九·一八事变"后，林可胜组织协和学生成立救护队，开赴古北口、喜峰口前线，对抗日官兵实施救护。1937年"七·七事变"后，林可胜在汉口组织了20多个医疗队，成为中国红十字会的主力。在贵阳，林可胜主持了被称为中国战时最大的医学中心，培训了15000多名医疗技术人员。他创建和领导了中国军队救护系统，为中华民族的解放事业做出了杰出贡献。

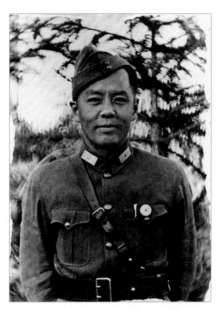

中国红十字会救护总队队长　林可胜

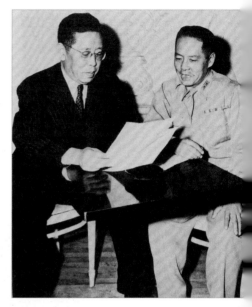

林可胜与刘瑞恒商谈加强军医业务工作计划

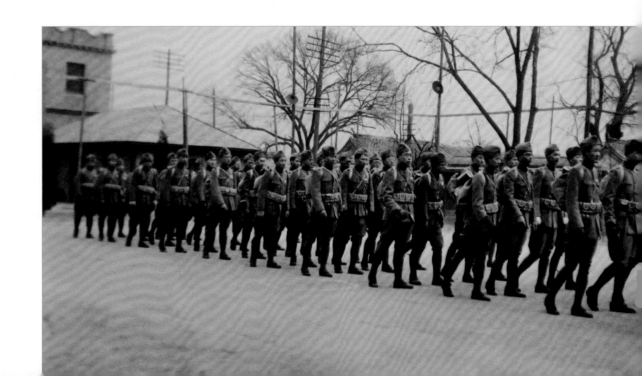

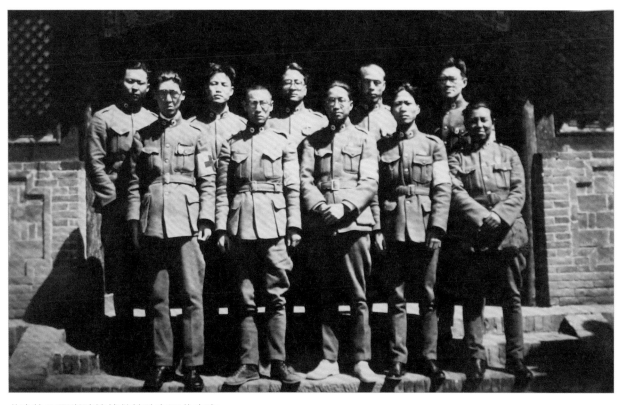

北京协和医学院抗战救护队在河北康庄

抗日战争期间，北平军分会主任张学良、平津卫戍总司令于学忠、行政院长宋子文等国民党高级官员，在国民政府卫生署署长、北京协和医学院前校长刘瑞恒的陪同下检阅学生医疗救护队。

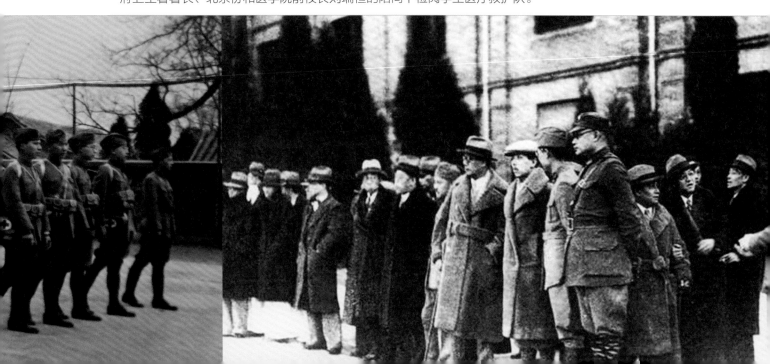

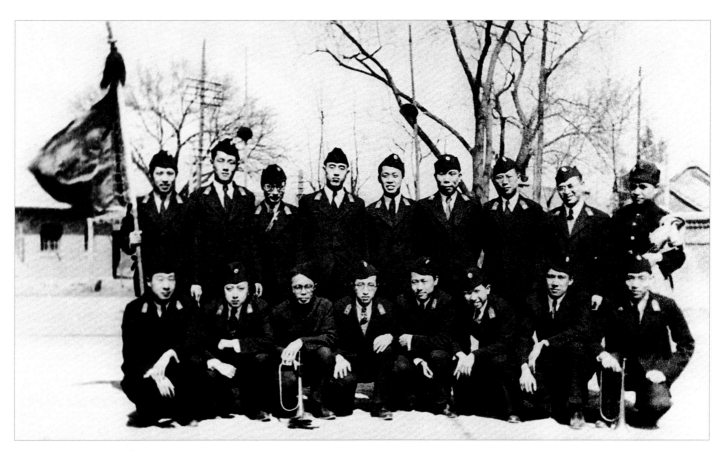

1932年，由各年级医学生组成的抗战医疗救护队。

1931—1949

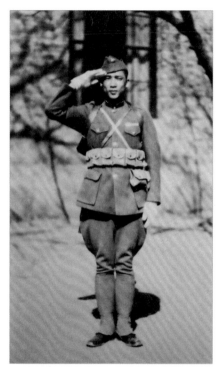

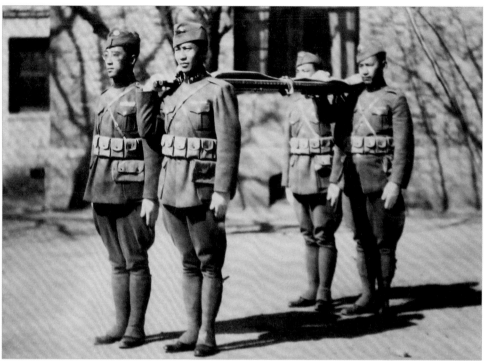

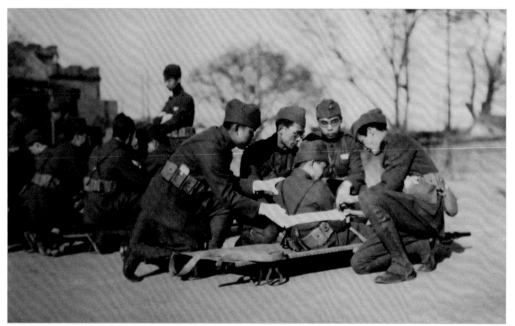

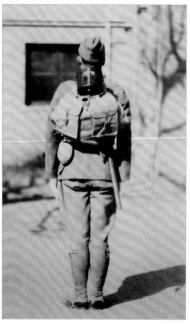

北京协和医学院医疗救护队队员进行战地救护训练

127

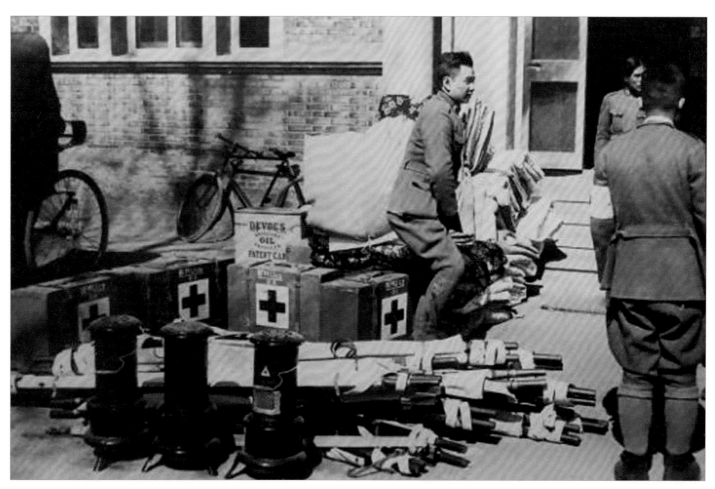

协和医疗救护队运送战地医疗救护物资

1931—1949

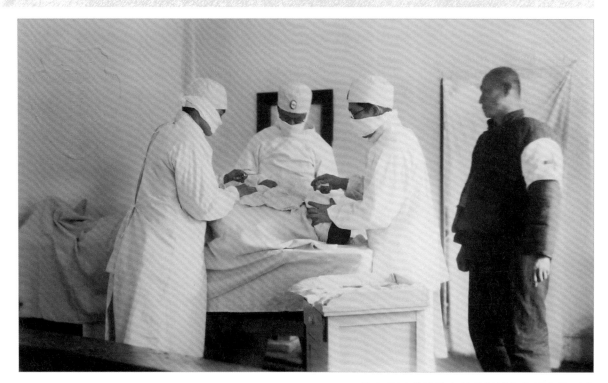

协和医疗救护队在抗战前线为伤员实施手术

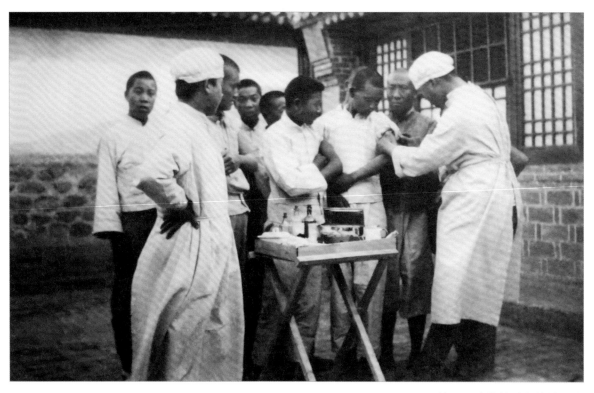

协和医疗救护队在战地医院

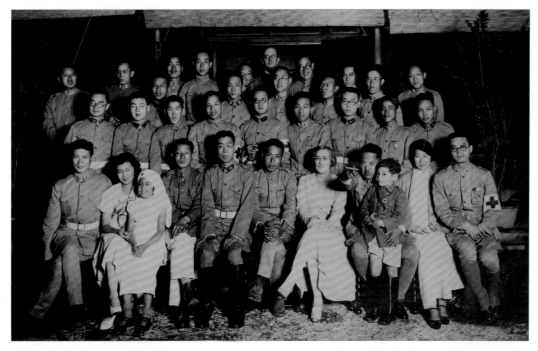

协和医疗救护队在前线医院

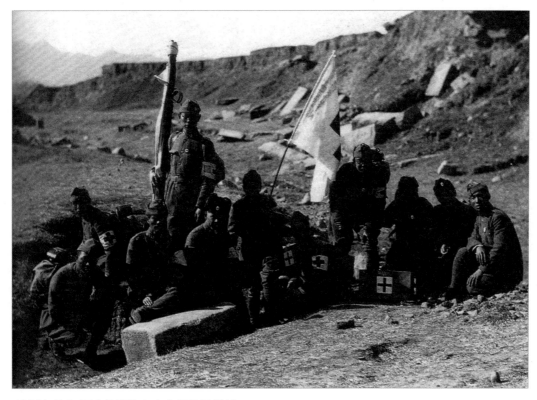

1933年协和医疗救护队在古北口抗日前线

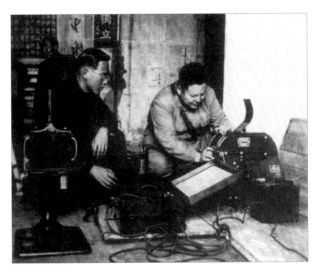

救护总队副队长荣独山（右）在战地医院修理X光机

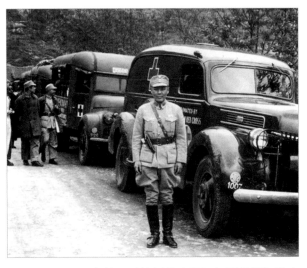

1942年林可胜教授随中国远征军赴缅甸途中

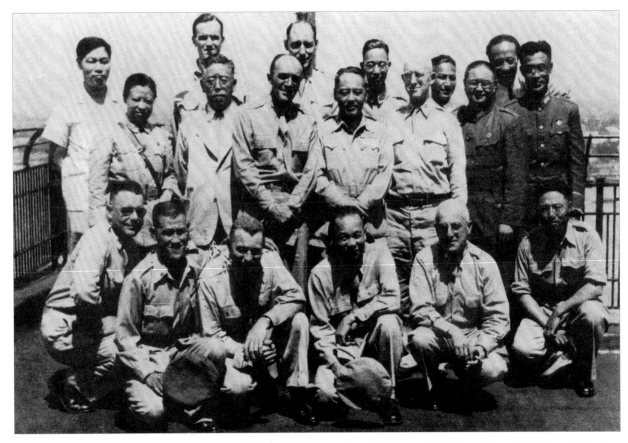

北京协和医学院师生1942年春在贵阳图云关参加抗战医疗工作。前排右一：周寿恺、右三：卢致德、中排左起：周美玉、刘瑞恒、Gen. George Armstrong、林可胜、Winston、容启荣。

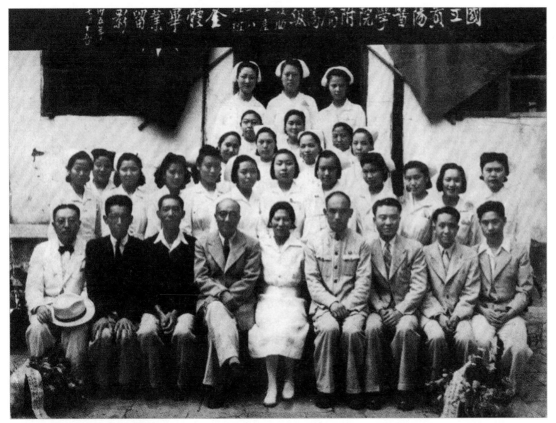

1937年秋，协和医院内科襄教授李宗恩离开北京南下，筹办国立贵阳医学院，并于1938年3月1日担任校长职务。该校作为当时全国仅有的九所国立医学院校之一，为国家在抗战期间培养和集聚大批人才做出了重要贡献。

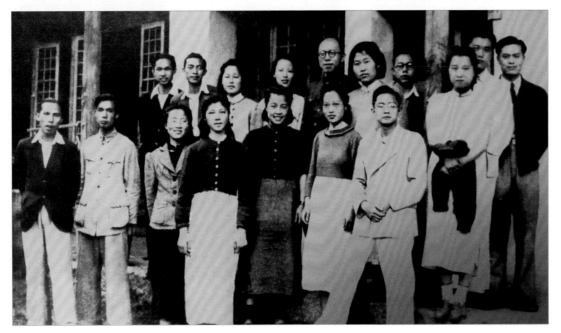

1938年，张孝骞率领湘雅师生，将湘雅医学院先由长沙迁往贵阳，又由贵阳迁往重庆，克服重重困难，终使这所名校在战火中保存下来，并为抗战期间培养国家急需的医务人才做出了重要贡献。

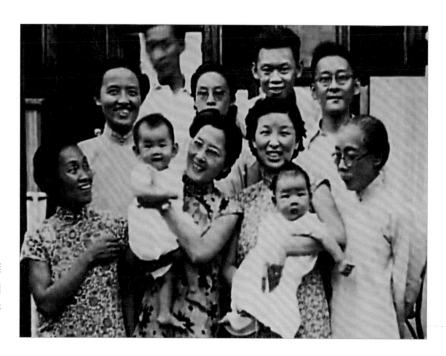

抗战时期，林巧稚
在位于东堂子胡同
10号的私人诊所
前与同事合影。

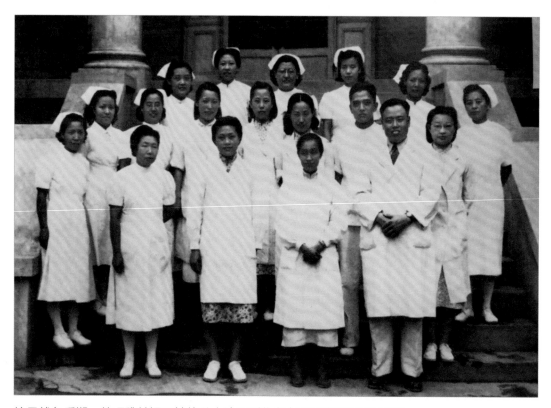

抗日战争后期，林巧稚关闭了她的私人诊所到北京中和医院组建了妇产科。

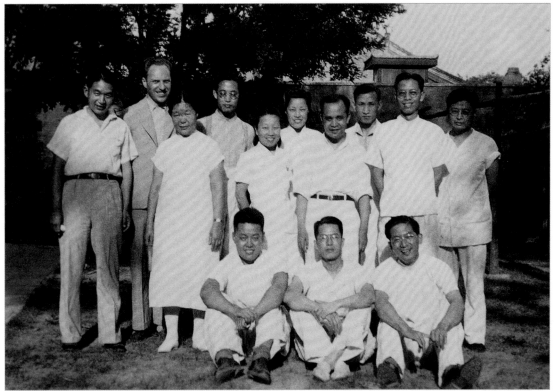

1942年1月，邓家栋、张安等北京协和医学院医护人员参加北京道济医院工作。

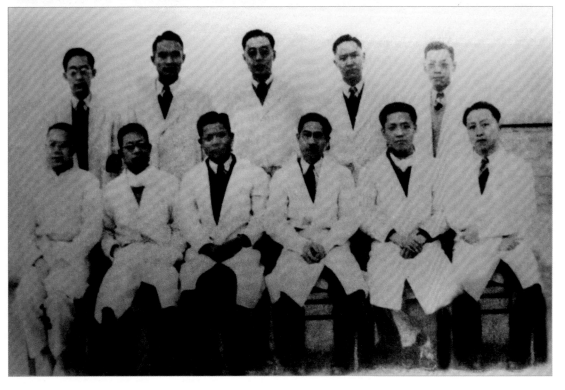

1942年，北京协和医学院马永江、冯传汉、林必锦、司徒展、曾宪九、吴阶平等在北京中和医院工作。

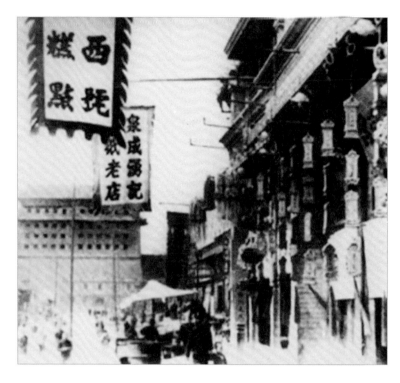

1942年刘士豪在北京南小街万历桥胡同开业行医。图为万历桥胡同旧影。

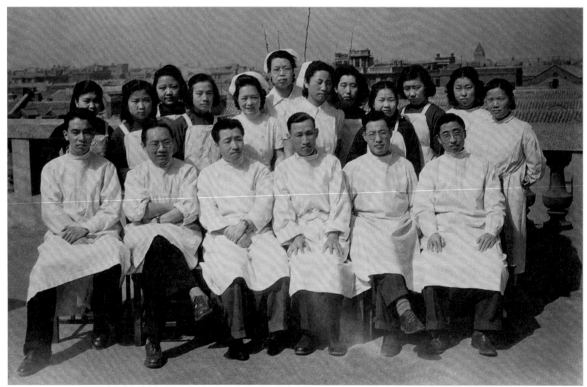

1947年邓家栋和部分北京协和医学院同仁在天津天和医院工作

世紀協和

护校西迁

1942 年北京协和医学院被日军占领而停办，协和护校聂毓禅校长克服重重困难，将学校迁到四川成都，借华西联合大学的校舍和医院继续招生。在烽火连天的抗战时期，聂毓禅坚持抗战办学，保存了中国唯一的高等护理教育。1945 年 8 月抗日战争胜利，北京协和医学院决定护校迁回北平。1946 年聂毓禅带领师生 60 余人于 4 月 24 日离开成都，历时近两个月，于 6 月中旬返抵北平。当年护校又招收 10 余名新生，连同从成都带回的二三年级学生于 10 月 1 日正式开学。

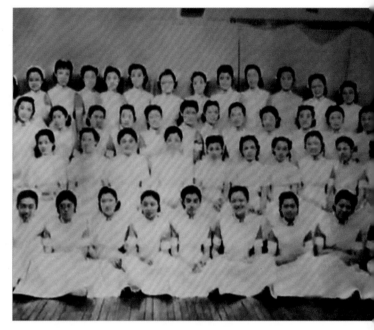

1942年离校前夕，聂毓禅校长和协和护校学生避开日军的监视在地下室合影留念。

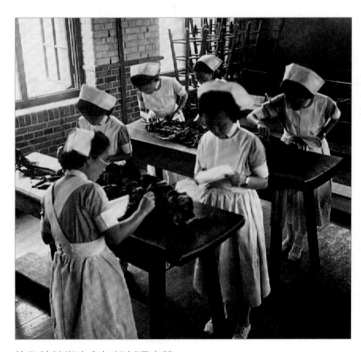

协和护校学生参加解剖课实践

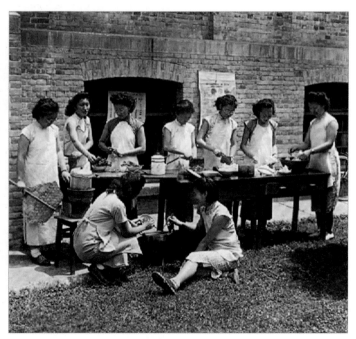

协和护校学生在实践营养配餐

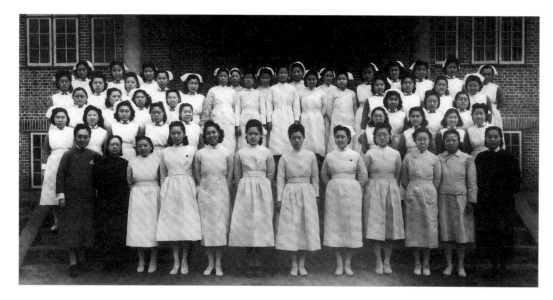

协和护校师生在四川华西联合大学校舍前合影，中立者为聂毓禅校长。

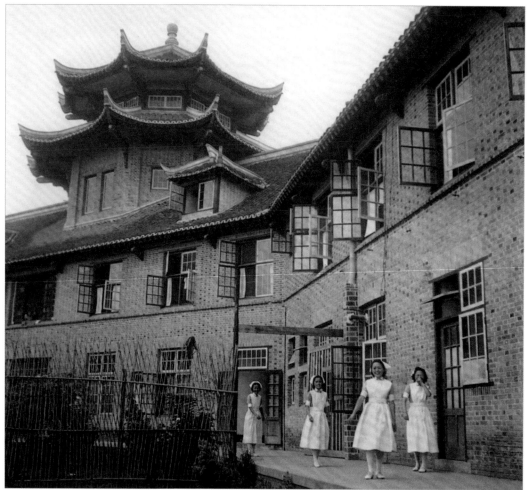

风姿绰约的护校学生们

抗战胜利协和复校

　　1945年，抗日战争胜利以后，中国内战即将全面爆发。美国应国民政府之邀，到中国参与国共双方的军事调停。美国总统杜鲁门特派遣美国前任陆军参谋长马歇尔作为总统特使，促成由国民党政府代表张群、共产党代表周恩来、美国政府代表马歇尔组成的"三人委员会"，会商解决军事冲突有关事项。1946年1月10日，国共代表签订停战协定，为监督执行停战协定，1945年12月在北平成立了由三方代表组成的"军事调处执行部"（简称"军调部"），办公地点借驻在北京协和医学院3号楼。军调部中共代表团首席代表叶剑英，国民党代表团首席代表郑介民，美国代表团首席代表罗伯逊。1946年7月，内战全面爆发，1947年春，调停失败，"军调部"随之解散。协和医学院收回办公房舍，开始复校前的准备。

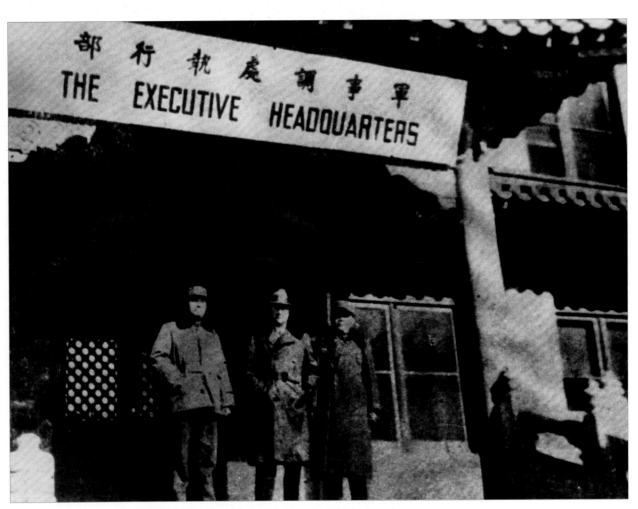

左起：叶剑英、马歇尔、郑介民在军事调处执行部门前（即北京协和医学院3号楼前）。

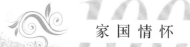

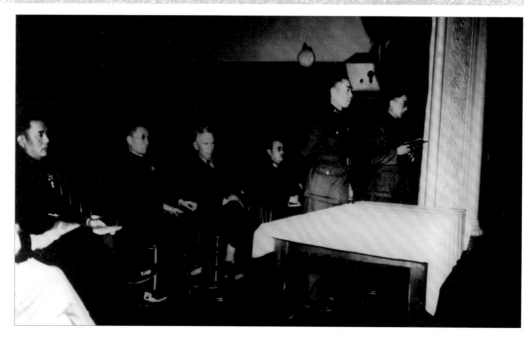

中共代表周恩来在协和礼堂出席军事调处执行部召开的三方会议

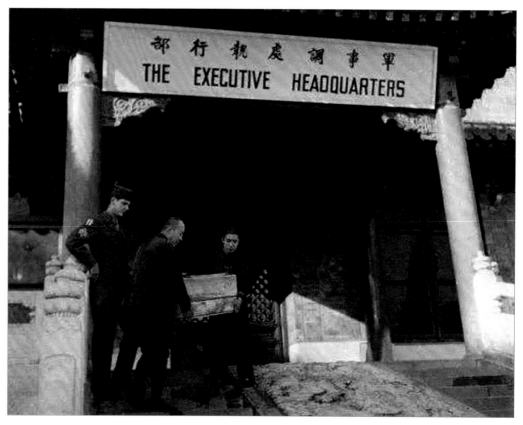

1947年春，调停失败，军事调处执行部解散，美方代表撤出协和医学院。

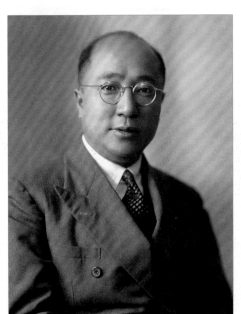

李宗恩，热带病学家及医学教育家。1920
年毕业于英国格拉斯哥大学医学院，1923
年至1937年任职于北京协和医学院，
1947年5月担任北京协和医学院校长。
1948年获选为第一届中央研究院院士。

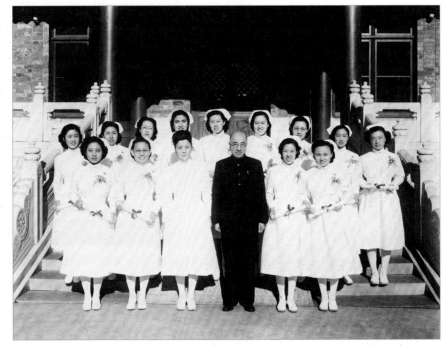

1949年李宗恩与协和护校毕业生合影

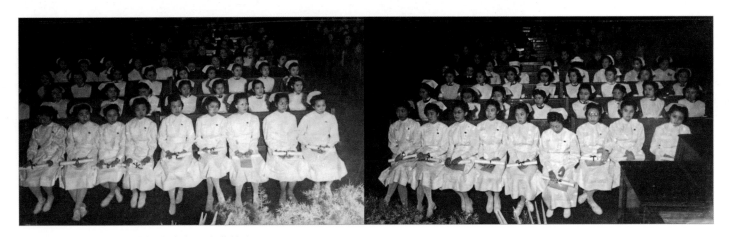

1946年9月15日协和护校学生在开学典礼上

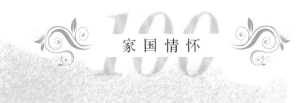
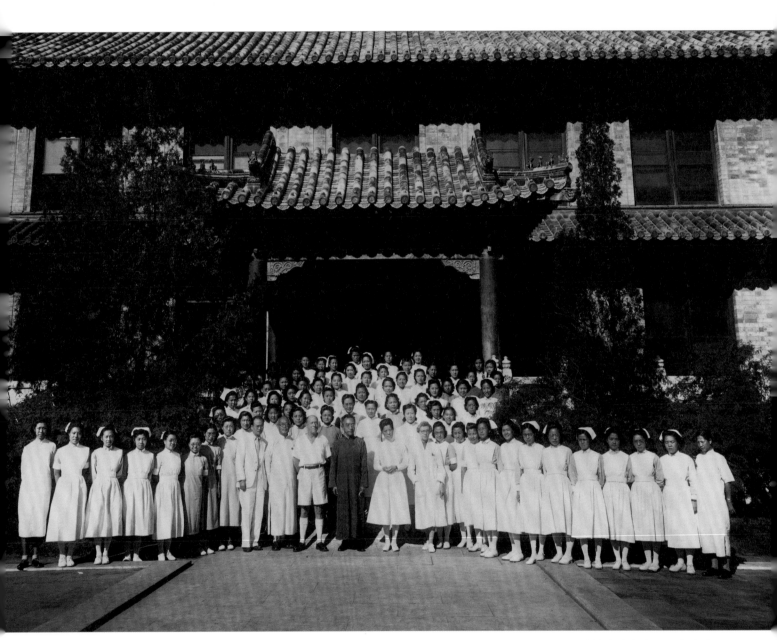

1946年9月15日，协和护校迁回北平后全体师生在开学典礼上与北京协和医学院董事会主席胡适先生合影。

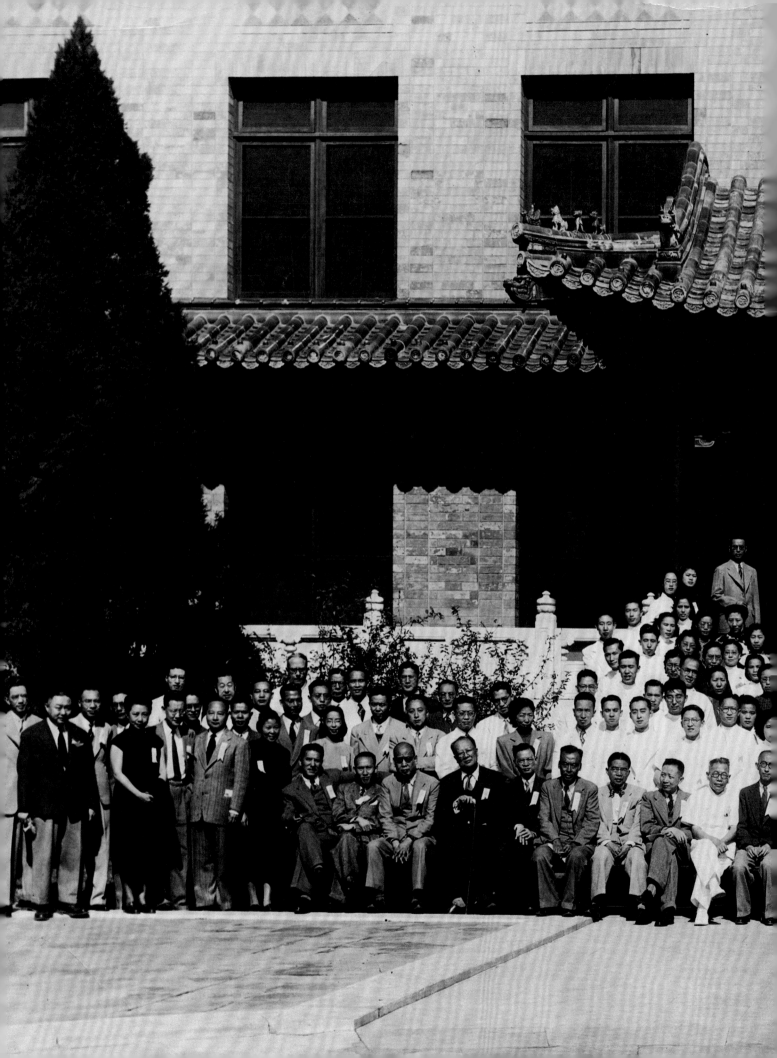

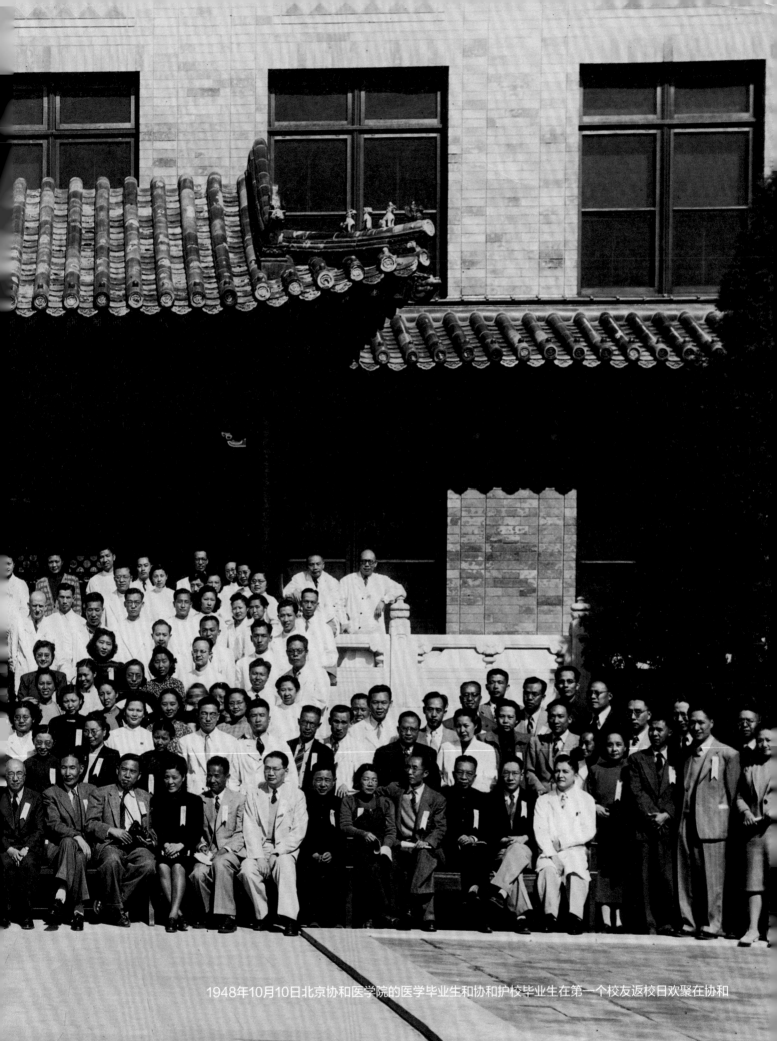

1948年10月10日北京协和医学院的医学毕业生和协和护校毕业生在第一个校友返校日欢聚在协和

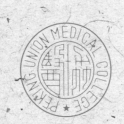

科 学 济 人 道 *Science for Humanity*

世紀協和

PICTORIAL HISTORY OF
PEKING UNION MEDICAL COLLEGE

第四编

国家重任

1949—1959

北京协和医学院建校一百周年图史

世纪协和

PICTORIAL HISTORY OF
PEKING UNION MEDICAL COLLEGE

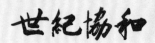
人民政府接管
北京协和医学院

  1949年1月31日，北平和平解放。由于北京协和医学院情况特殊，没有立即被政府接管。1949年2月，北京协和医学院建立了第一届秘密党支部和学生自治会，5月成立了工人会和教授联谊会，8月协和地下党组织向群众公开并成立了职工、学生两个党支部，10月成立了新民主主义青年团支部，11月组成全校性的学习委员会。

  1950年，抗美援朝战争爆发。12月13日，北京协和医学院教职员工700余人参加了全市高等院校大游行，这次游行，推动了全校群众奋起参加抗美援朝运动。为解决中国人民志愿军伤病员医疗问题，11月8日军委卫生部向协和医院借用250张病床，成立了北京第二医院，后改名中国医院，并于12月22日与协和医院开展合作。

  1951年1月20日，中央人民政府教育部和卫生部接管了北京协和医学院。李宗恩仍任校长，组织机构及规章制度不变，校名改为"中国协和医学院"。在新中国政府接管的同时，协和同美国方面的联系亦宣告停止。此前1950年12月，美国财政部就冻结了与中国的所有财务往来以及与中国有关的全部银行账户，纽约的中华医学基金会无法再向协和汇款。12月底，中国对美国资产实施反冻结。1951年1月23日，中华医学基金会收到李宗恩校长的最后一封电报："1月20日协和国有化"。自此，北京协和医学院同中华医学基金会的联系与合作中断。

  1951年2月24日，中国医院与协和医院合并。咨询委员会改成合并委员会，同时成立了清点委员会，清理财产和物资。4月19日，合并工作完毕，4月20日起两院合并后统称为"中国协和医院"。

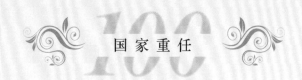

1951年6月22日，北京市军事管制委员会委派张之强为中国协和医学院军事代表，主持全面工作。另设校务委员会主管校务。所有公文及表格等全部从英文改用中文，财务和会计亦改用国家机关会计制度。

全院师生员工在党的领导下，积极参加了抗美援朝、土地改革和镇压反革命等运动。1951年5月，协和医院接收了118名志愿军伤员，医护人员全力以赴，以高度热情投入到对伤员的治疗和护理工作之中。

为抗美援朝的需要，自1952年1月1日起，中国协和医学院划归中央人民革命军事委员会建制。为照顾地方需要，中国协和医学院移交军委后，仍担任一部分地方高级医务人员培养和居民住院、门诊工作。划归军委建制后，学校由总后勤部卫生部领导，党政工作由军委和地方双重领导。

1952年秋，因全国护理专业教育纳入中等专业学校，协和护校率先停止招生，在校三班护士被分别安排进修、毕业、转学，教师大部分转入协和医院。

1953年春，军委总后卫生部决定，中国协和医学院的教学任务首先是为国防卫生建设培养政治坚定，技术优良，身体健康的师资人才，基础服从于临床，临床服从需要，积极学习苏联先进医学思想与技术，据此，在协和开展了一系列改革并组织向苏联学习。在教学中，各科系于1953年初都成立了教研室，制定教学大纲和教学方案，并采用苏联的教科书。

1953年3月军委总后卫生部召开科学委员会，明确了科研工作的方针任务和要求。9月，协和医学院教务会议决定执行"科学研究工作暂行办法"（草案），要求研究工作与部队实际相结合。1954年各科系都按照要求逐步调整了科研题目，使其与学习苏联、学习中医及国防医学相结合。

抗美援朝结束后，为了加强社会主义建设中的医学科学研究工作，尽快赶上国际医学先进水平，1956年3月，国务院决定将中国协和医学院仍划归中央卫生部领导。主要任务是：以医学科学研究为主，加强协调合作，进行医学科学中主要问题的研究，培养科学研究和高

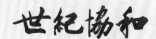

级教学人才，并做好临床医疗工作，提高医疗质量，密切配合研究工作。

1953 年春，学校停止招生，1957 年暑假，最后一班八年制医学生毕业，协和医学院的八年制本科医学生教育结束。自 1947 年复校至 1957 年最后一班毕业，共培养医学生 256 名。1957 年秋接收新研究生 21 名，进修生 58 名，短期训练班学员 46 名。与此同时中国协和医学院积极开展中等职业教育，1958 年起，先后在天津和北京成立了中国医学科学院卫生学校，共培养了全日制中专毕业生约 2 千人。这些毕业生在院校医疗、教学、科研工作中发挥了积极的作用，成为院校事业发展的有生力量。

新中国成立后，面对疾病肆虐的严峻挑战，中央人民政府改组了中央卫生研究院，任命沈其震为院长。1956 年初，党中央发出了"向科学进军"的伟大号召，并制定了"十二年规划"。同年，为了全面统筹全国医学科学研究力量，解决国家和民族急需解决的健康问题，多部门调度集中优势资源，将原中央卫生研究院与中国协和医学院合并，成立了中国医学科学院，组建了中国医学科学研究的国家队。

为加强医学科学研究工作的技术力量，提高我国医学科学水平，1957 年初，国务院科学规划委员会提出建立全国医学科学研究中心的协调方案。这个方案经国务院批准后实行。将军队所属的胸腔外科医院、整形外科医院、天津的输血及血液学研究所（原解放军 13 军医学校）、卫生部所属的国际和平医院、中央皮肤性病研究所、中国协和医学院、中国医学科学院合并集中技术力量，以适应医学科学研究的需要。新的研究机构名称为中国医学科学院，其附属医院称为北京协和医院，直接受中国医学科学院领导。1958 年 9 月 5 日任命黄家驷为中国医学科学院院长。

从建院开始，中国医学科学院针对危害人民群众健康的重大现实问题和国家未来发展需要，结合实际确立任务方向，有针对性地筹建整合了一批研究所和医院，取得了一系列里程碑式的医药成果。1958 年，中国医学科学院成立了我国第一个抗菌素研究所，重点解决了建国初期抗感染药物供应的瓶颈问题，实现了青霉素、链霉素、土霉素和红霉素自主研发及工

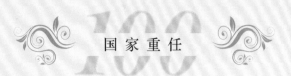

业化生产，奠定了中国抗生素事业发展的基石；为防控脊髓灰质炎的蔓延，1958 年在云南昆明西山花红洞筹建了医学生物学研究所，1962 年即研制成功小儿麻痹疫苗糖丸，保障了新中国亿万儿童健康成长；为发扬祖国医药传统，实现中西医药结合，1958 年成立了新中国第一个现代化综合性的研究新药和中草药的药物研究所，取得了一系列重大疾病治疗原创新药的突破。同时期成立多个药用植物试验场，建立了全国药用植物资源保护种植体系；为了掌握分析医学领域中主要学科的国内外动向和发展趋势，为卫生部领导提供有关卫生决策的信息资料和战略战术情报，为医疗、科研、教学、预防、保健提供全面卫生事业服务，1958 年在医学科学情报研究室的基础上，成立了医学情报研究所。1959 年，受中央军委委托，开始组织宇宙医学、核医学研究，成立了放射医学研究所。由此可见，中国医学科学院及其研究所是针对新中国当时面临的重要医学健康问题、肩负着国家重要任务而诞生的，这些历史进程，深刻体现着党中央为实现国家崛起和民族独立而在医学领域进行的整体战略布局。

人民政府接管

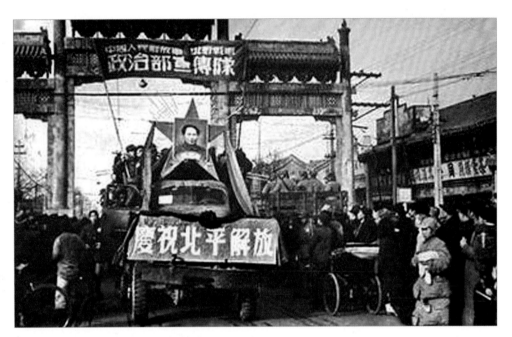

1949 年 1 月 31 日，北平和平解放。

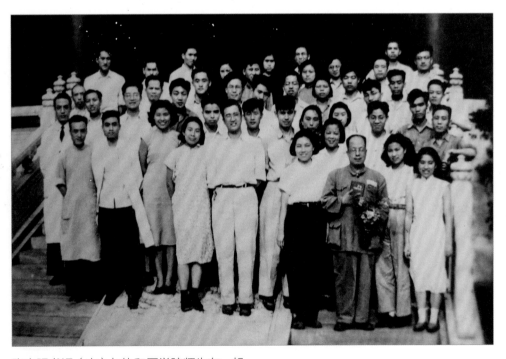

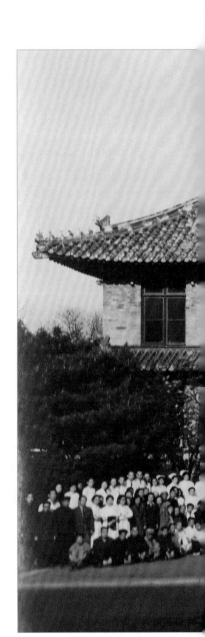

张之强书记（中）与协和医学院师生在一起

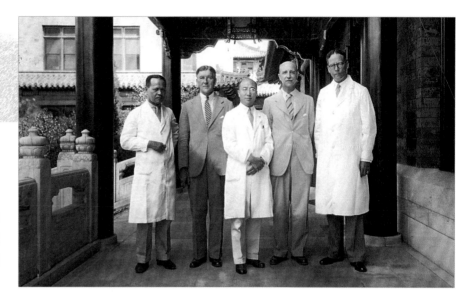

1951 年 1 月 20 日，中央人民政府教育部和卫生部接管了私立北平协和医学院。学校仍由李宗恩负责。图为李宗恩（中）与协和医院内科医生合影。

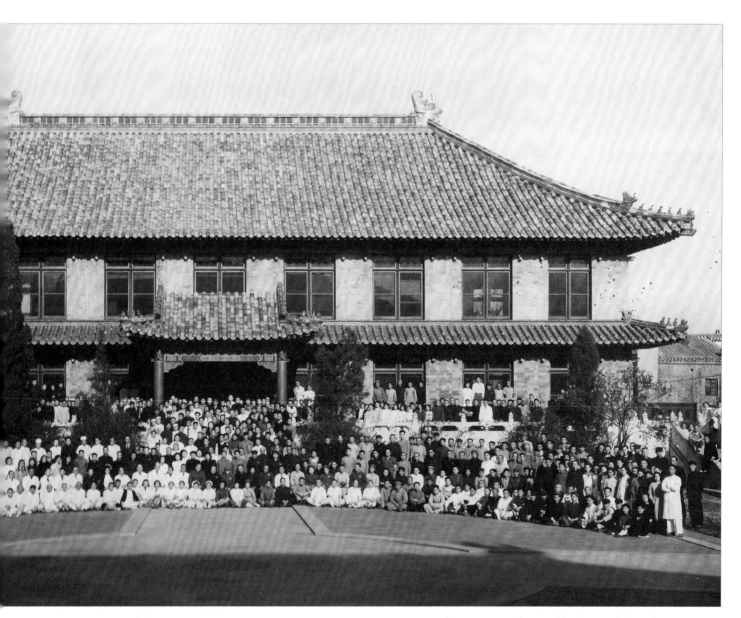

1951 年 4 月 19 日中国医院与协和医院举行合并庆祝大会

抗美援朝

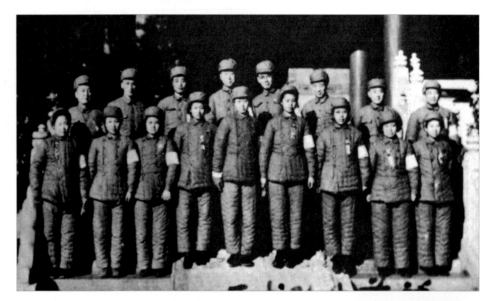

1951年协和医院首批抗美援朝
手术队出发前合影

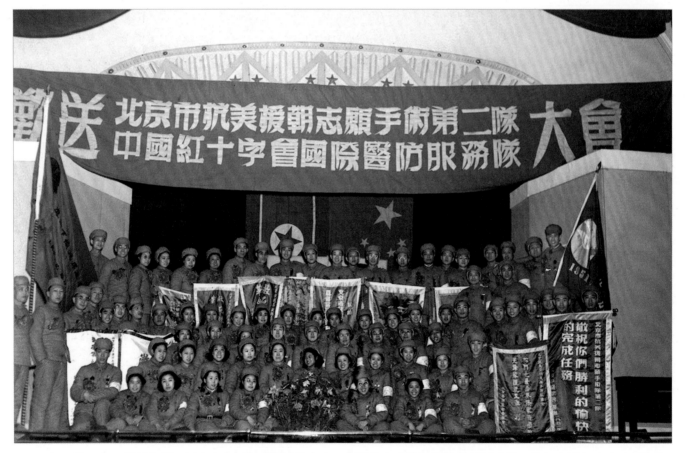

1951年3月4日，首都各界1200人在长安戏院召开大会，欢送北京市抗美援朝志愿手术第二队和中国红十字会国际医
防服务队赴朝。

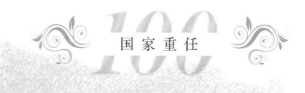
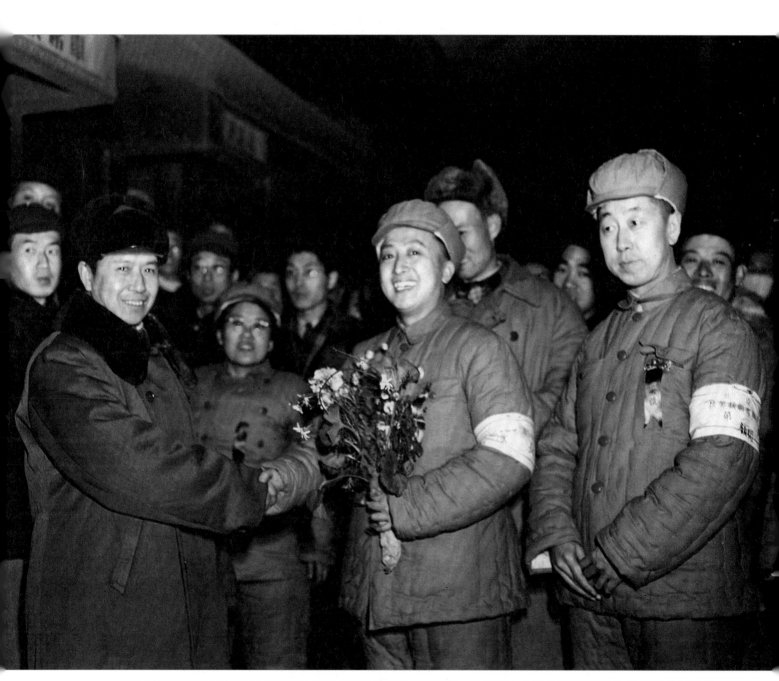

1951 年吴阶平率北京市抗美援朝志愿手术第二队奔赴朝鲜前线，临行前中央卫生部贺诚副部长等前往车站送行。

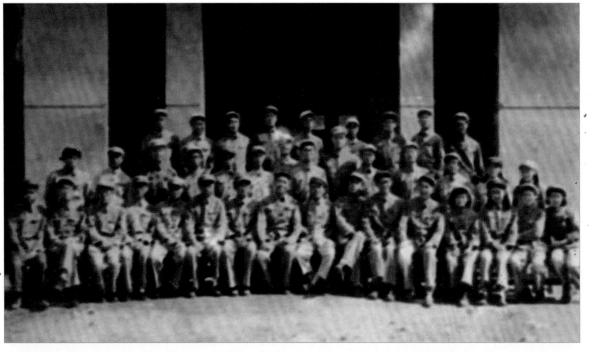

1952 年，中国协和医学院何观清教授奉卫生部之命，带领中国人民志愿军防疫检验队赴朝鲜战场，调查疫情和士兵营养状况。图为 8 月 4 日上午何观清教授与志愿军在朝鲜平壤工作的大楼前留影。

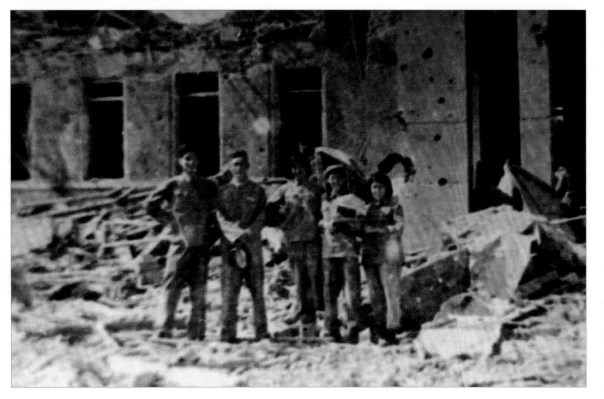

1952 年 8 月 4 日下午，中国人民志愿军防疫检验队在朝鲜平壤工作的大楼被炸毁，何观清教授与同事在大楼废墟前合影。

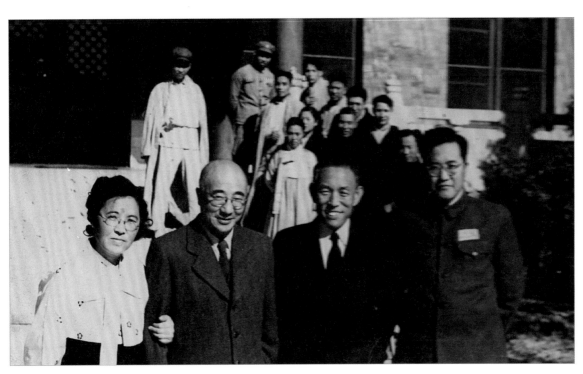

1951 年秋，张之强（右一）、李宗恩（左二）接待朝鲜慰问中国人民志愿军伤员代表团。

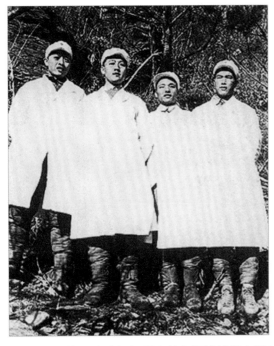

1953 年，协和医院组织医生前往朝鲜战场支援医疗工作。

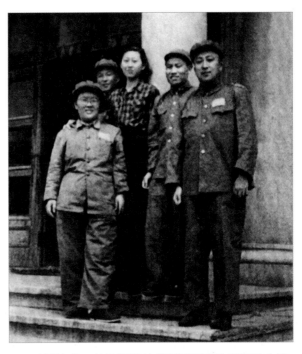

1951 年，协和医院抗美援朝医疗队出发前合影。

参加土改

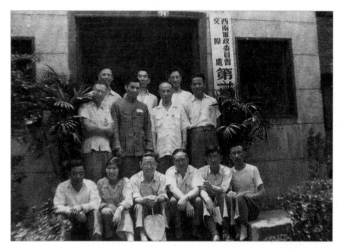

1951 年，邓家栋（前排右一）在全国政协西南土改团川南队参加土改工作。

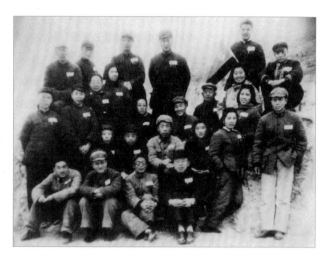

1951 年，张孝骞（前排左四）参加华东土改工作。

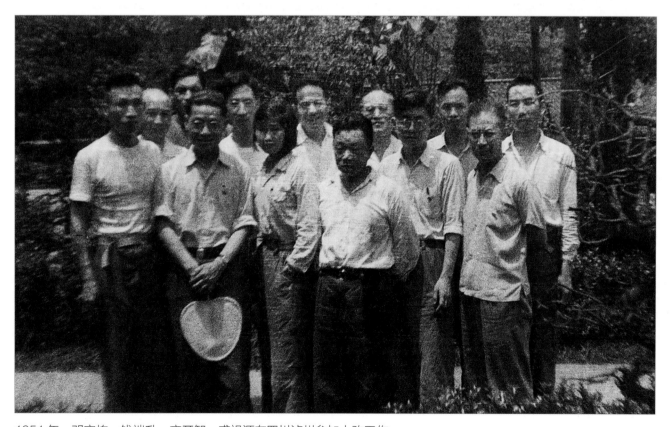

1951 年，邓家栋、钱端升、齐开智、裘祖源在四川泸州参加土改工作。

20 世纪50 年代实验医学研究所科研人员
赴新疆考察

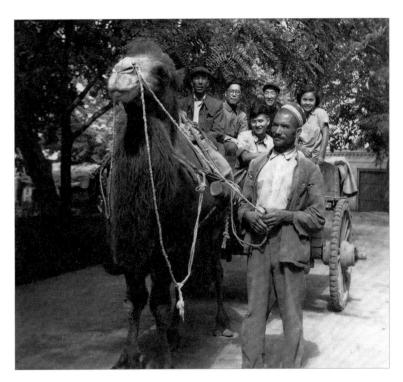

1951 年 5 月，中国协和医学院欢送陆钟琦
参加中央文委西藏工作队，开展高原环境
对人体机能影响的科研项目。

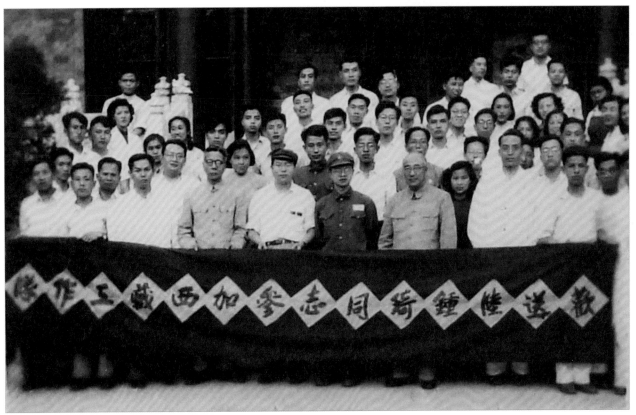

学习苏联

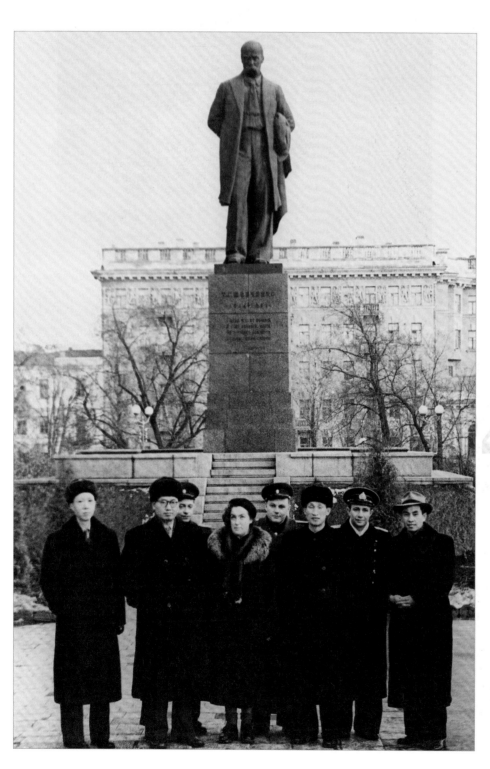

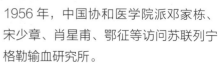

1956 年，中国协和医学院派邓家栋、
宋少章、肖星甫、鄂征等访问苏联列宁
格勒输血研究所。

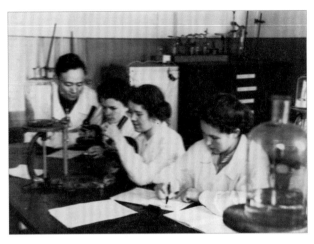

20 世纪 50 年代实验医学研究所庆太平教授正在指导苏联学生

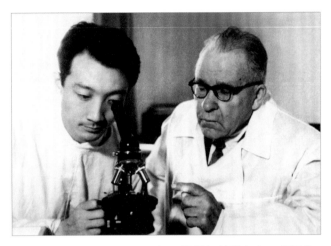

1958 年，吴旻与苏联专家一起工作。

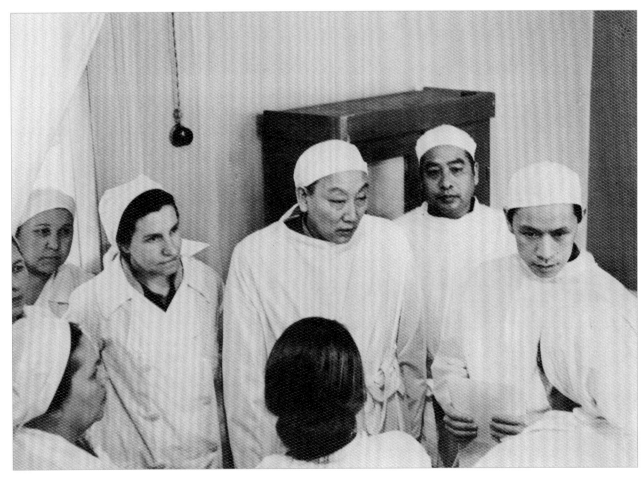

1952 年，顾方舟在苏联医学科学院病毒研究所学习期间与同事讨论科研。

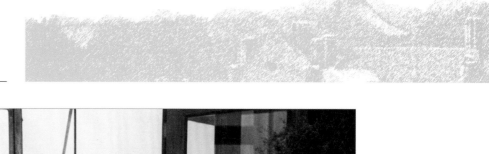

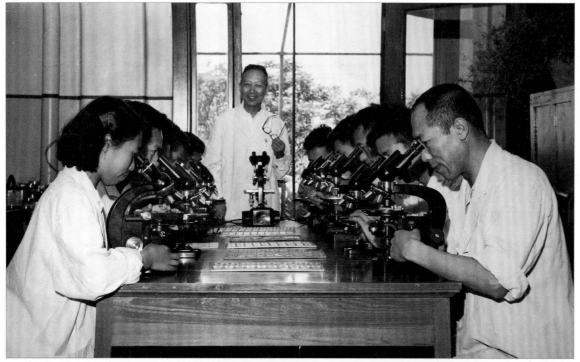

中国协和医学院胡
正详教授在讲课

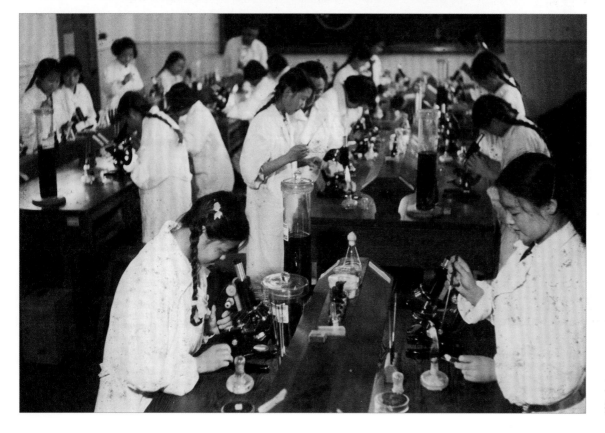

卫生技术学校教师
指导学生实习

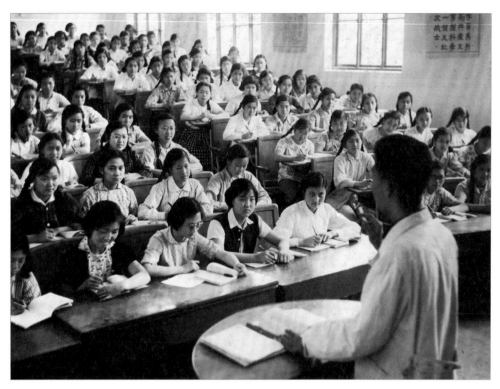

卫生技术学校学生在上课

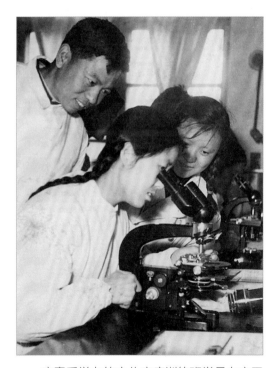

病毒系举办的小儿麻痹训练班学员在实习

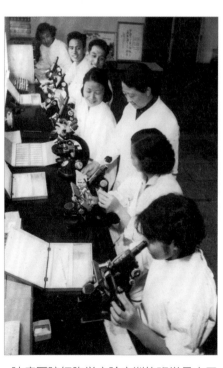

肿瘤医院细胞学实验室训练班学员实习

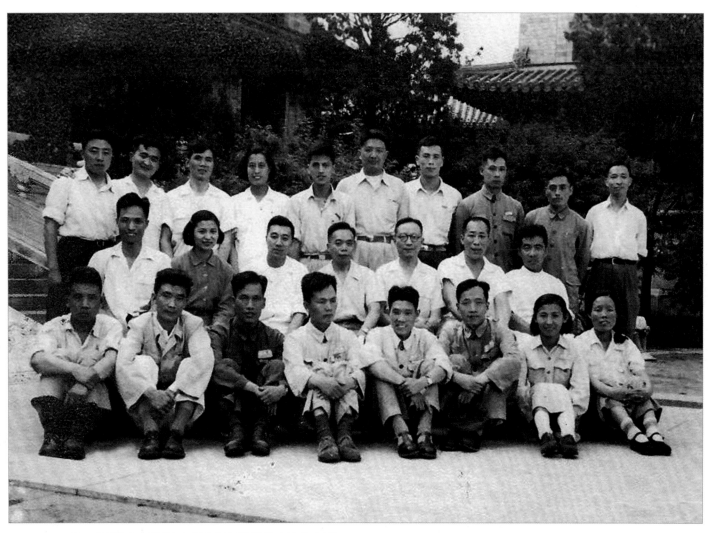

1954 年 7 月，中国协和医学院病理高级师资训练班毕业合影。

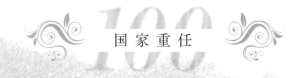

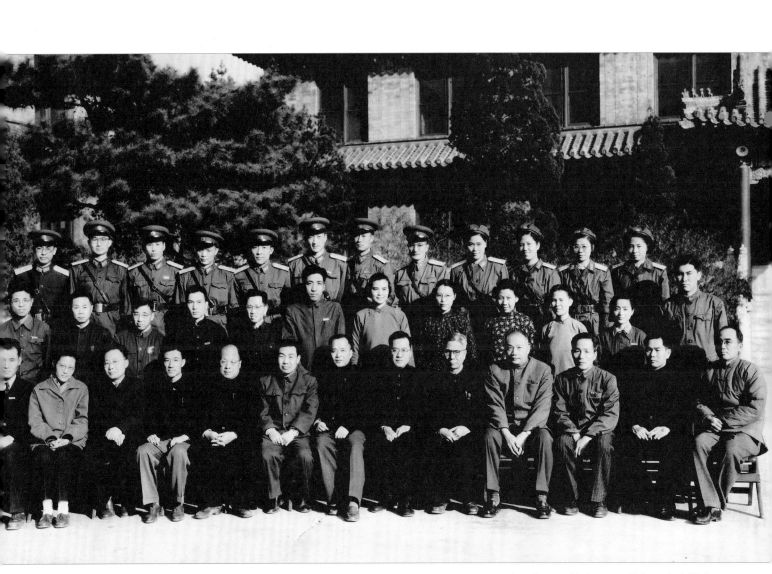

中国协和医学院 1954 学年研究生结业

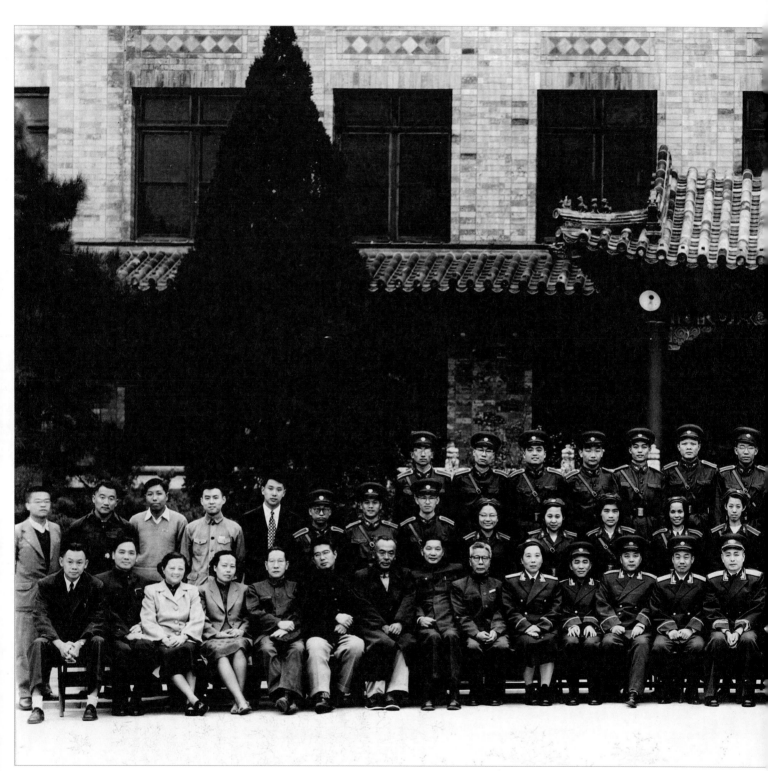

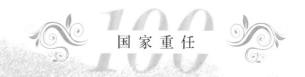
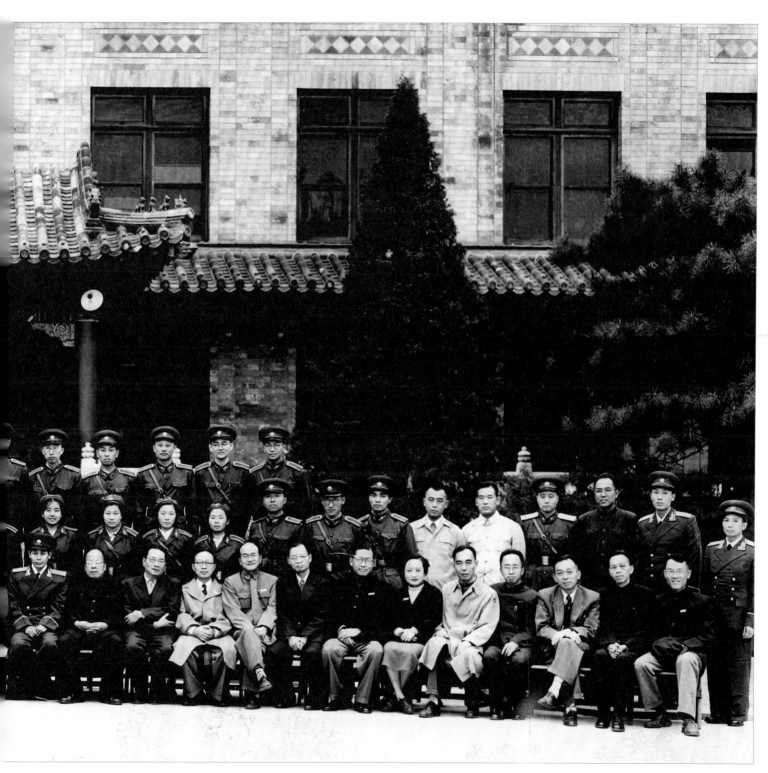

中国协和医学院 1951 年毕业典礼

世纪协和

　　1957年11月，中国医学科学院与中国协和医学院合并，院校合一体制与科研、临床、教学相互结合的大格局从此确立，为推动新中国医疗卫生事业的发展和医学科技的进步奠定了坚实的基础。初创时期的中国医学科学院，在中国共产党的领导下，为贯彻落实国务院十二年科学技术规划，相继完善和建立了多个研究所和医院。经过几年的建设，形成了既有所、系、室独立研发能力，又有全院协同攻关实力的名副其实的"国家队"。

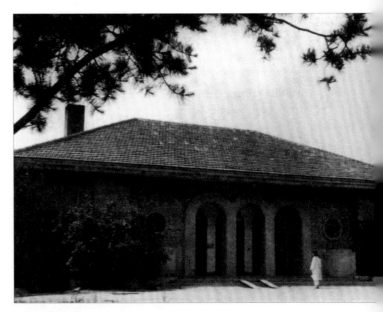

中央卫生研究院旧址

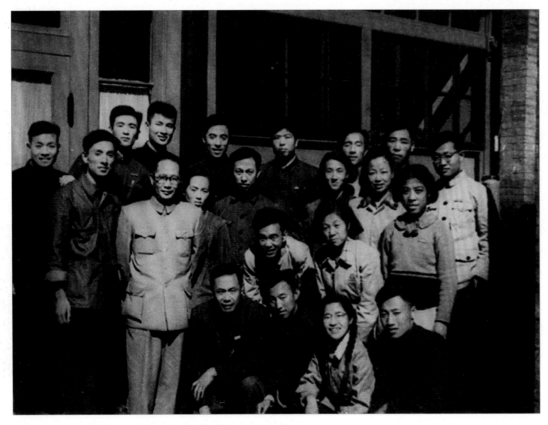

中央卫生研究院院长沈其震和年轻的科技人员在一起

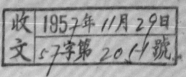

中华人民共和国卫生部

关于中国协和医学院与中国医学科学院两个
单位合并问题的通知

(57)卫厅秘崔字第 8 7 9 号

本部直属各单位：

为统一领导医学科学研究工作，经上级同意，已将中国协和医学院与
中国医学科学院两个单位合并作为医学科学研究工作中心。现确定合并后
的名称为 "中国医学科学院"。其附属医院称为 "北京协和医院"，直接受
中国医学科学院领导，特此通知。

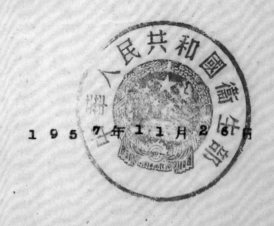

1 9 5 7 年 1 1 月 2 6 日

抄报：总理办公室
　　　国务院第二办公室
　　　国务院科学规划委员会
抄致：各省（自治区）市卫生厅、局、
　　　高等教育部

阜成门外医院，其前身为
中国人民解放军胸科医院，
1958年7月医院集体转业，划
归中国医学科学院，更名为中
国医学科学院阜成门外医院，
简称阜外医院。

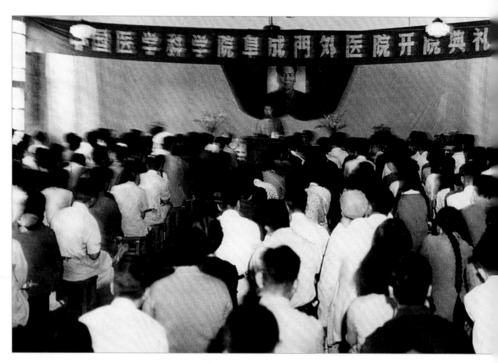

1958年9月14日，阜成门外医院在北礼士路新院址举行开院典礼。

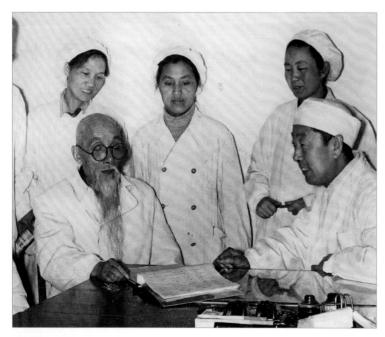

阜成门外医院胸外科吴英恺教授（右）和名中医蒲辅周先生研究癌
瘤治疗问题

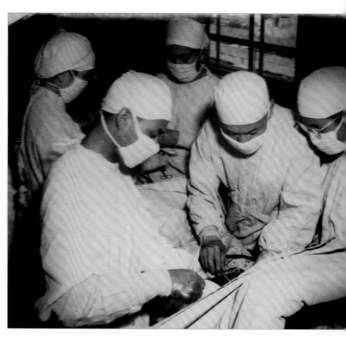

阜成门外医院心脏外科侯幼林教授在施行二尖瓣闭锁不全
的直视修补手术

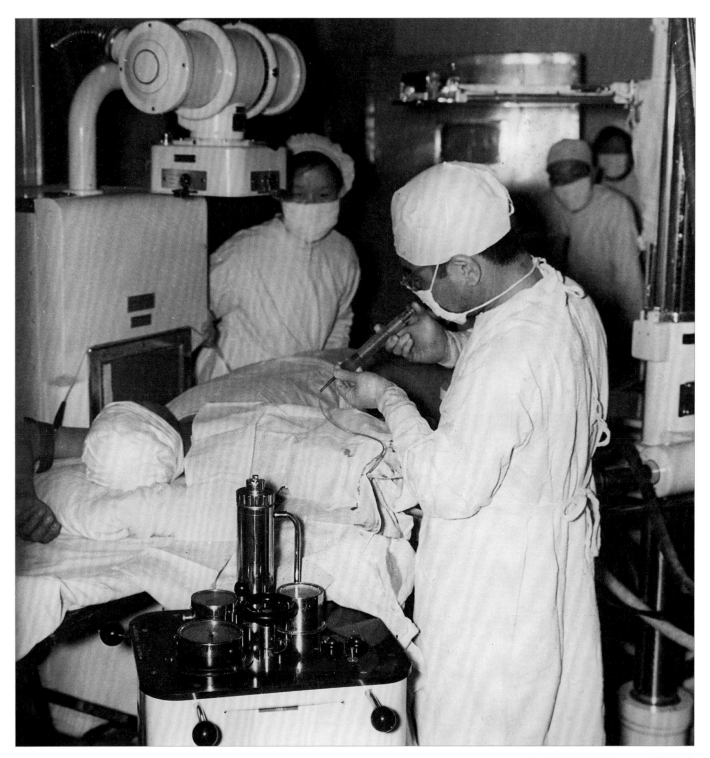

阜成门外医院开展心血管造影术

整形外科医院

整形外科医院，其前身为中国人民解放军整形外科医院，1957年医院集体转业，划归中国医学科学院，更名为中国医学科学院整形外科医院，是我国最早的整形外科专科医院。

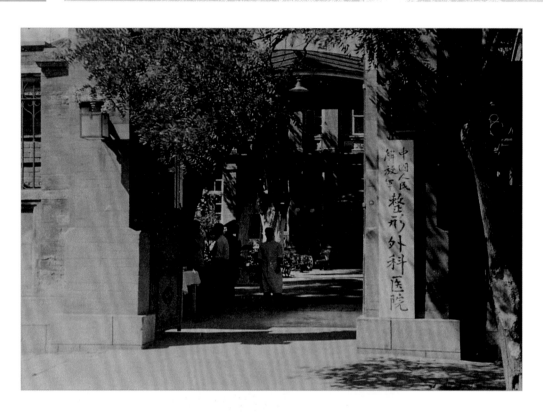

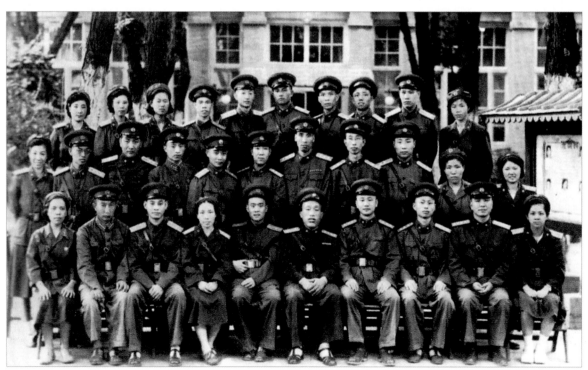

1958年中国人民解放军整形外科医院全体军官集体转业

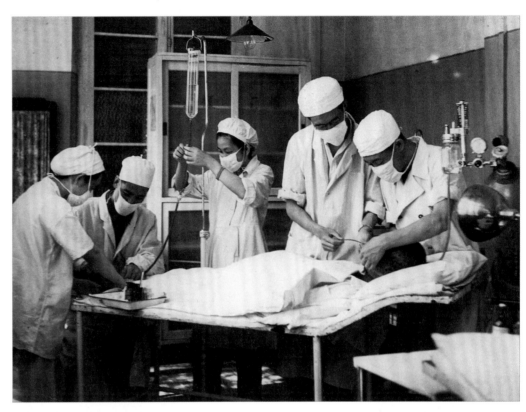

整形外科医院宋儒耀教授领导抢
救烧伤病人

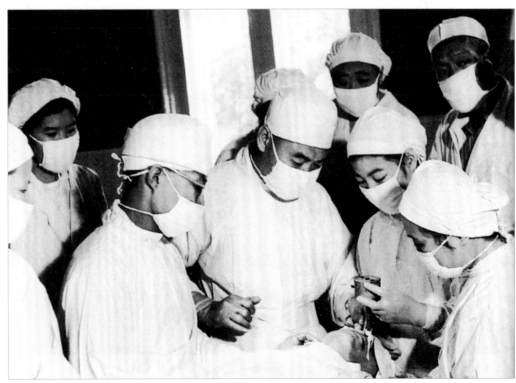

1959 年，整形外科医院开办整
形外科学习班，为全国培养专
科人才。

日坛医院

日坛医院，其前身为卫生部所属的国际和平医院，1958 年划归中国医学科学院，更名为中国医学科学院日坛医院，1983 年，迁至北京市东南龙潭湖畔，更名为中国医学科学院肿瘤医院、肿瘤研究所。

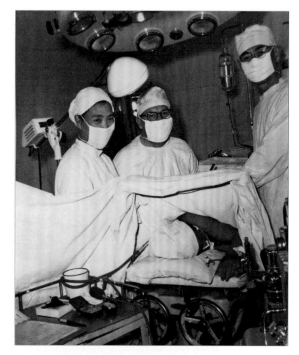

1968 年黄国俊指导进修医生做手术

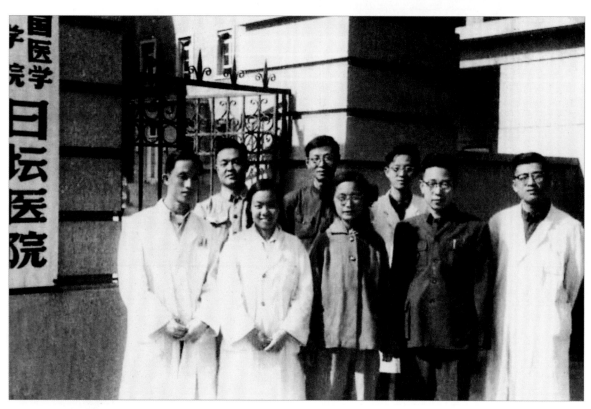

1962 年日坛医院（今肿瘤医院）内科全体同仁合影

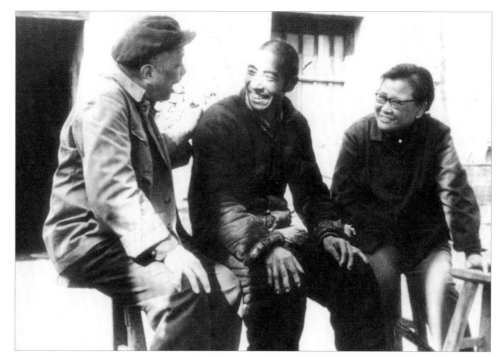

1958年秋，肿瘤医院李冰书记和吴桓兴院长遵照周恩来总理的指示，赴河南林县开展食管癌调查，自此拉开了新中国癌症防治的序幕。

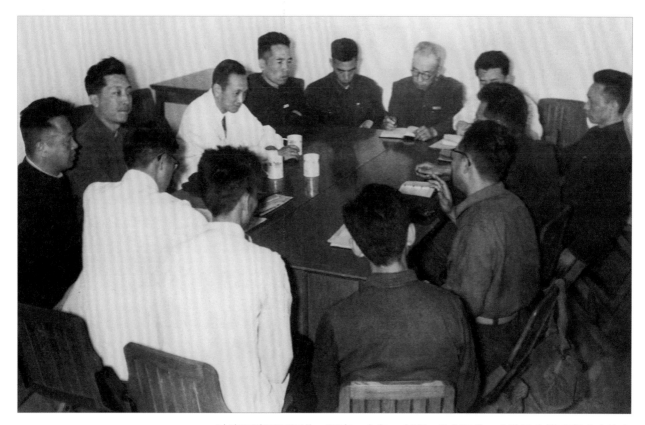

肿瘤医院召开河北、河南、山东、山西、北京四省一市防治食管癌学术座谈会

173

输血及血液学研究所

输血及血液学研究所，其前身为中国人民解放军 13 军医学校。1957 年医院集体转业，划归中国医学科学院，更名为中国医学科学院输血及血液学研究所。1965 年，该所血浆生产车间和血站相继由天津迁至四川成都另建血液制品厂，1966 年组建为中国医学科学院输血研究所。

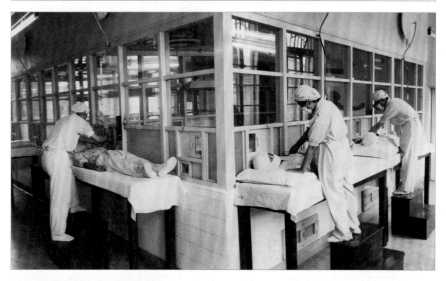

输血及血液学研究所采血站

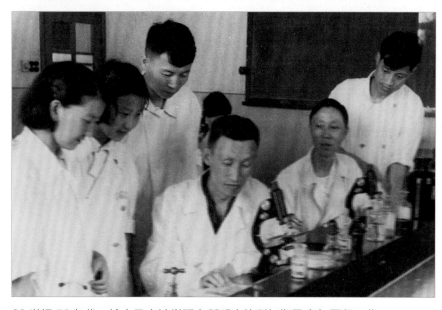

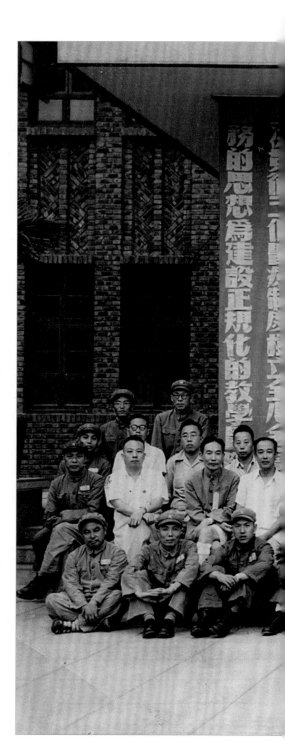

20 世纪 50 年代，输血及血液学研究所邓家栋所长指导青年医师工作。

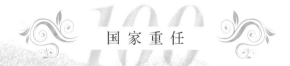
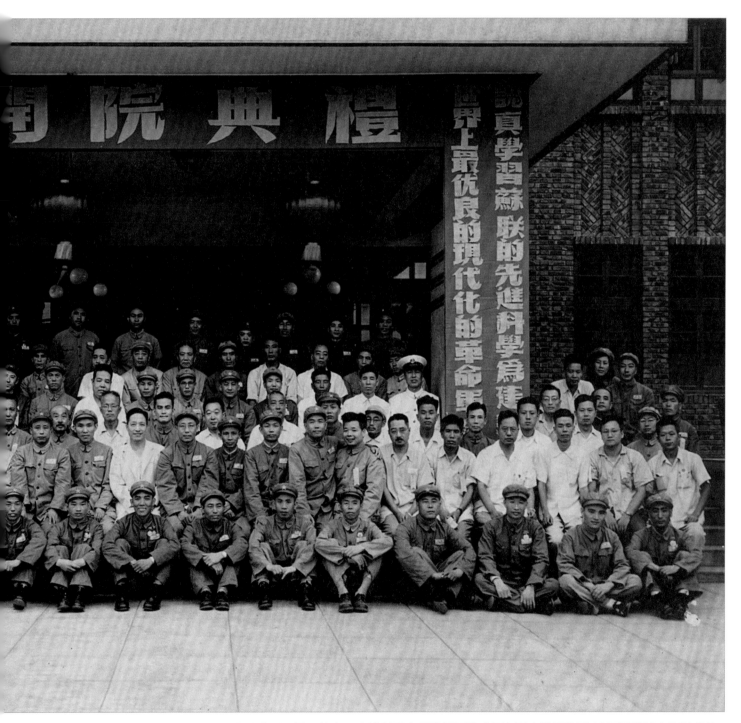

1958 年 10 月，输血及血液学研究所附属医院（原中国人民解放军 13 军医学校）开院典礼。

皮肤病研究所

　　皮肤病研究所其前身为直属中央卫生部领导的中央皮肤性病研究所。1958年归属中国医学科学院，更名为中国医学科学院皮肤病研究所。

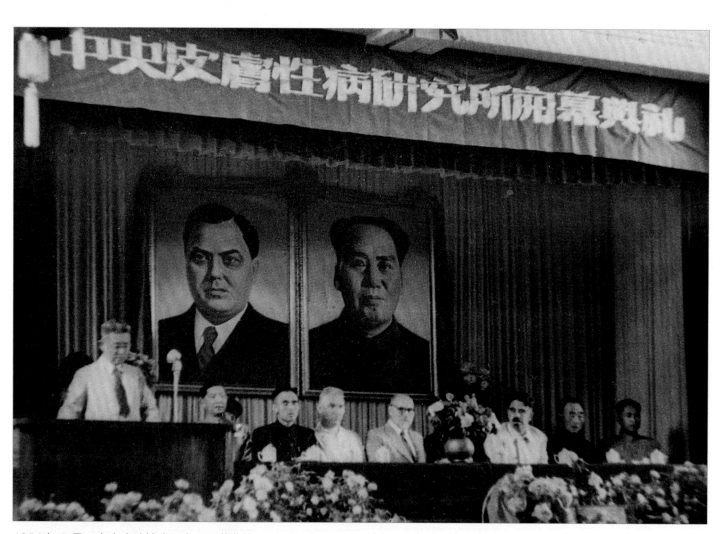

1954年5月，中央皮肤性病研究所开幕典礼。

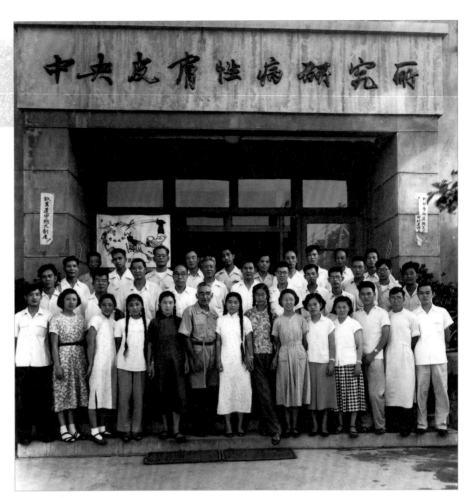

1958 年 7 月，中央皮肤性病研究所深入八省开展皮肤病性病防治工作组出发前合影。

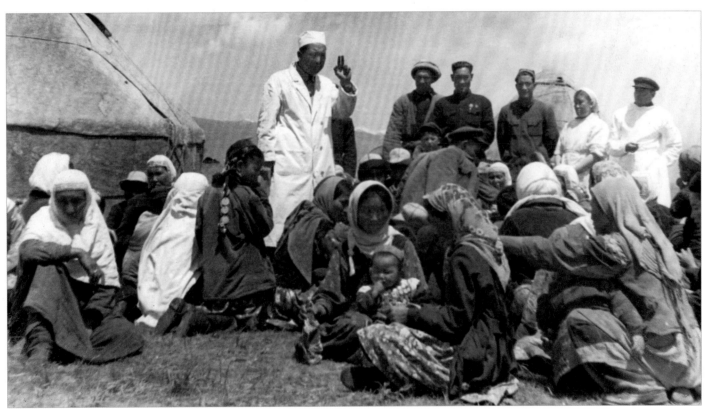

1956 年中央皮肤性病研究所性病工作队在新疆伊犁地区开展性病普查工作

实验医学研究所

1958 年，院校在中国科学医学院实验形态学系、生理学系、生物化学系、病理学系的基础上，建立了实验医学研究所。1978 年，在此基础上成立了基础医学研究所。

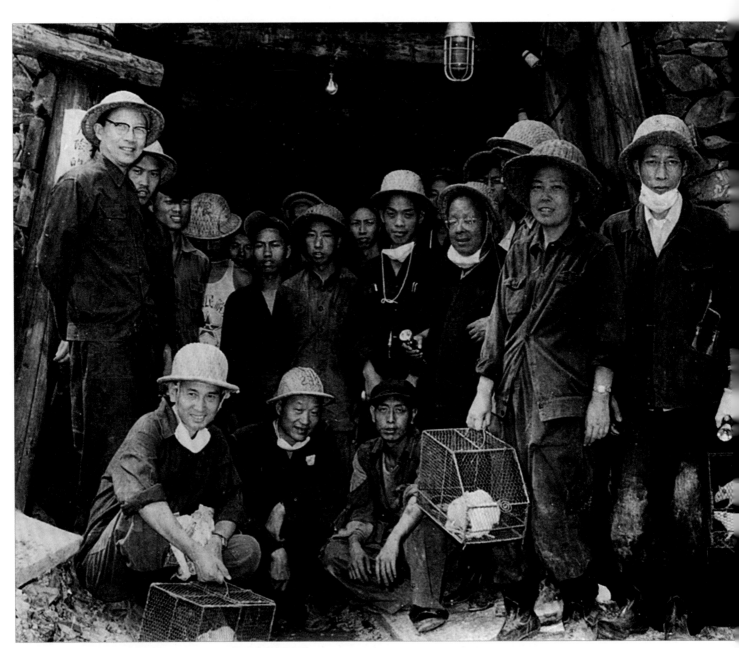

1958 年中国医学科学院矽肺调查研究队的科学家们，深入江西大吉山钨矿井下调查研究矽肺病防治情况，图为生理学家张锡钧（右三）、病理学专家胡正详（左一）、放射学家胡懋华（右二）在矿井中调查。

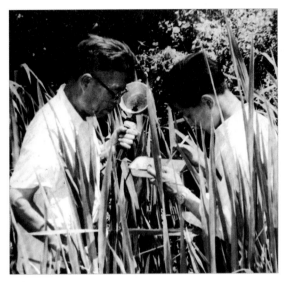

20世纪50年代，寄生虫病学专家冯兰洲（左）深入南方乡村检查茭白田小型中华按蚊孳生状况。

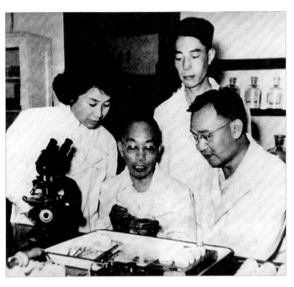

20世纪50年代，衣原体之父汤飞凡（中）在实验室给学生讲课。

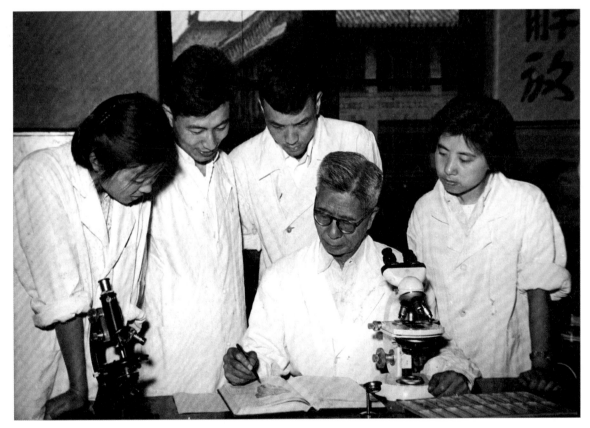

协和医学院张鋆教授指导青年进行创伤修复研究

药物研究所

1958年，院校在中国科学医学院药用植物学系、药物化学系、药理学系基础上组建了中国医学科学院药物研究所。

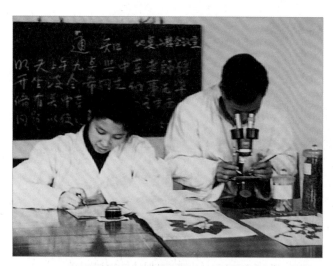

药物研究所药植室研究人员制作标本

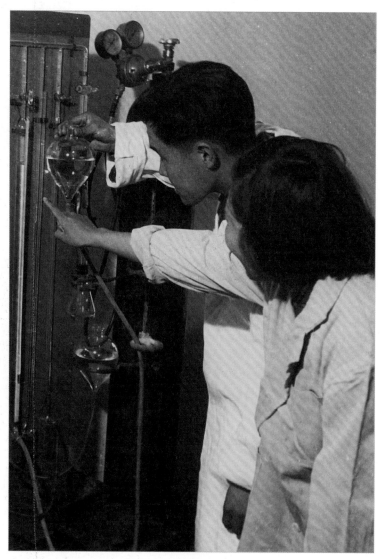

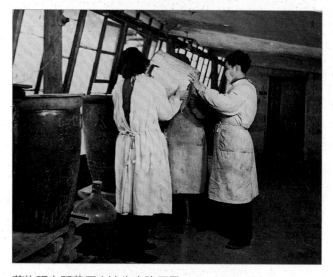

药物研究所药厂土法生产降压灵

药物研究所合成抗癌新药——溶肉瘤素肽

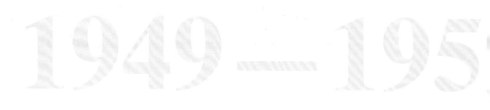

抗菌素研究所

抗菌素研究所成立于1958年，1987年更名为医药生物技术研究所。

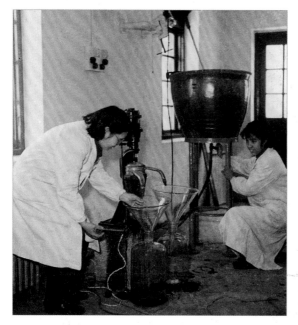

1960年1月抗菌素研究所新生霉素提前试制

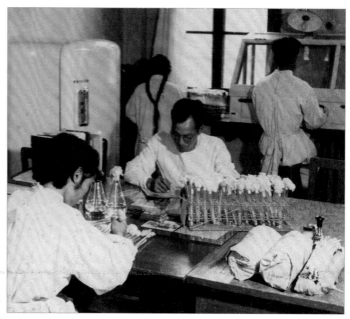

20世纪50年代，抗菌素研究所科研人员开展新拮抗菌的分离菌种鉴别。

1953年，抗菌素研究所张为申教授从国内实际出发，完成了青霉素发酵培养基国产化大规模生产工艺，五年间将国际流行的四大抗菌素的另外三种——链霉素、土霉素（地霉素）、红霉素全部在中国落地生根、开启了中国抗生素工业化生产之门。为中国抗菌素的国产化、工业化做出了重要贡献。图为张为申教授（右）与庄锡亮查看发酵罐。

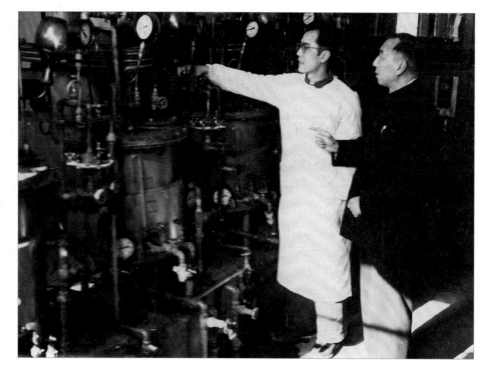

世纪协和

医学生物学研究所

1958 年，为推进脊髓灰质炎减毒疫苗研制工作，院校筹建了中国医学科学院云南猿猴生物站，1959 年更名为中国医学科学院医学生物学研究所。

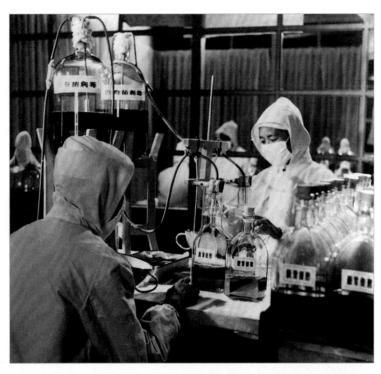

医学生物学研究所科研人员进行脊髓灰质炎减毒活疫苗病毒接种实验

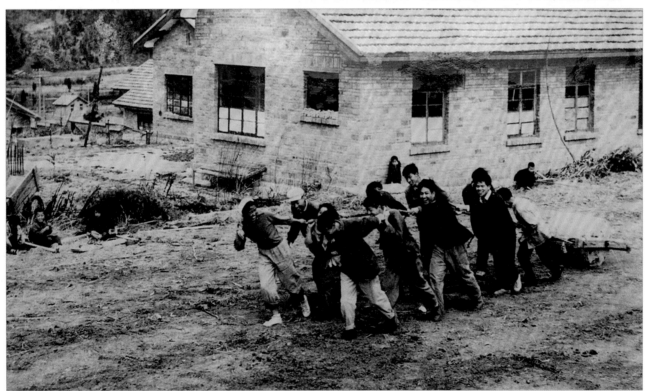

1959 年，医学生物学研究所职工发扬自力更生，艰苦奋斗精神，在位于昆明花红洞的山上自己动手修筑道路。

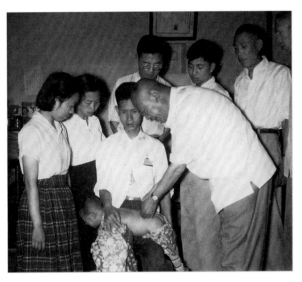

儿科研究所中医专家指导儿科大夫捏积手法

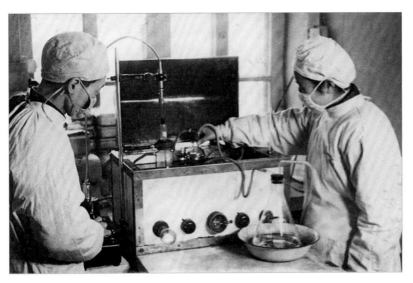

病毒系脊髓灰质炎组进行猴肾细胞消化工作

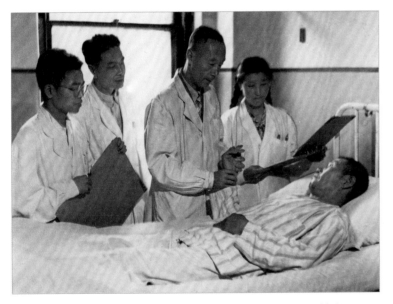

劳动保护卫生研究所吴执中教授在给职业病患者做检查

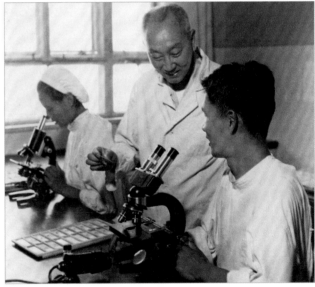

流行病学与微生物学研究所陈文贵教授指导科研人员工作

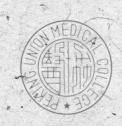

科 学 济 人 道 *Science for Humanity*

世纪协和

PICTORIAL HISTORY OF
PEKING UNION MEDICAL COLLEGE

第五编

矢志笃行

1959—1970

北京协和医学院建校一百周年图史　世纪协和

PICTORIAL HISTORY OF PEKING UNION MEDICAL COLLEGE

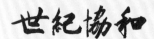
"党的领导加旧协和"

1959 年春，党中央提出"普及与提高相结合"等方针，高等教育得到了很大的发展，全国增设了许多医学院校。中共中央宣传部陆定一部长与卫生部、北京市、中国医学科学院共同商讨，决定以原协和医学院为基础，恢复八年制的医学院，命名为"中国医科大学"，1960 年 8 月 15 日，国务院任命中国医学科学院院长黄家驷教授任中国医科大学校长。

经过紧张筹备，当年招收第一班预科新生 60 名，进入北京大学生物系医学预科班。同时，在设有生物系的综合大学招收四年级插班生，每年 30 名连招三年。待新校舍落成后，逐步扩大招生人数，最终达到每年招收 120 人。同年 9 月 5 日，在东单三条中国医学科学院礼堂，召开中国医科大学成立大会和开学典礼，宣布了中国医科大学成立及办学方针和培养目标等。

中国医科大学成立时，国务院、中宣部决定：中国医科大学和中国医学科学院是并列机构，党的领导关系在北京市委，业务上由卫生部和教育部双重领导。组织机构上由中国医学科学院党委统一安排科研和教学任务，实行院校合一的管理体制。医疗、教学、科研三项任务在统一领导下密切结合，资源共享。国务院批准恢复八年制中国医科大学后认为，协和医学院多年来的医学教育经验，可以用来为社会主义培养医学人才服务，提出"只要有党的领导，可按老协和医学院的办法办"。为此中国医科大学确立了"党的领导加旧协和"的办学方针，她标志着新中国对老协和医学院教学特点和经验的认同。

为了总结旧协和的教学经验，1961 年 3 月至 6 月，中国医学科学院党委对医大教学工作进行了深入细致的调查，提出了《中国医科大学目前工作的九条意见》。1962 年 2 月，中国医学科学院党委召开了老协和医学院部分毕业生和在老协和工作过的老教授老专家座谈会，形成了《老协和医学院教学工作经验初步总结》。当年春季，又召开基础医学和临床医学各科主任及教授座谈会，出台了《中国医科大学贯彻执行高教 60 条五年规划（1962—1967）》。这些文件都是遵照"党的领导加旧协和"的办学方针制定的，突出地吸收了老协和医学院严格要求、理论联系实际、重视基础、重视实验和实习、着重培养学生独立思考和工作的能力、训练学生正确的临床思维等基本经验，以及以此为基础的教学方法和教学制度。在此基础上，协和确立了"三高"、"三基"、"三严"

的办学原则。"三高"即高标准、高起点、高水平；"三基"就是在教学中强调基础理论、基本知识和基本技能；"三严"关注的是科学作风培养，要求严肃的态度、严格的要求、严密的方法。

1962年至1964年，根据中央"调整、巩固、充实、提高"的八字方针，高等教育部制定了《高等教育六十条》，强调学校以教学为主，教师要起主导作用，积极进行教改，提高教学质量。1965年6月，中国医科大学召开教学经验总结会议，各教研组展出了教改的教具，卫生部领导和北京地区兄弟院校有关领导、教师纷纷前来参观并对学校的教改工作给予了高度评价。1965年开始，医大也安排学有余力的少数学生，参加基础医学各科教师的科研工作，培训科研能力，在临床教学中吸收旧协和经验设导师，号召学生参加医院的临床病理讨论会。1959年，参加全国高校统考招生后，医大录取的新生绝大多数平均85分以上，取消了老协和医学院预科进入本科需要经过考试的制度，医预科三年考试及格即可直接升入本科。1965年冬，卫生部组织全国重点医学院校四年级学生考察评比，中国医科大学10名参赛同学名列前茅，八年制的中国医科大学步入了全国重点医学院校的行列。实践证明，"党的领导加旧协和"的办学方针是正确的。

中国医科大学从1959年开办至1966年，正常的教学工作一直都在进行。但随着"左"倾思想日益发展，政治活动越来越多地挤占业务教学，减少各课时数，缩短假期，教学计划大幅度调整。1965年全校师生员工（包括全校研究生）300余人，到湖南湘阴县农村参加社会主义教育运动，时间长达四个半月。1965年初，根据毛泽东主席"把医疗卫生工作的重点放到农村去"的指示，中国医学科学院组织医疗队下乡，配合社会主义教育运动，深入基层进行防病治病的工作。同年2月，在中国医学科学院，中国医科大学院校长黄家驷率领下，北京协和医院、阜外心血管病医院等数家单位组成的，由张孝骞、林巧稚、曾宪九、吴英恺等著名专家及部分青年医生参加的第一批巡回医疗队赴湖南湘阴农村，历时四个月，受到了当地群众的广泛赞誉。同年6月，由时任协和医院副院长董炳琨率领的、代表当时协和中坚力量的第二批医疗队到达湖南湘阴，他们在极其艰苦的条件下，历时一年，为治疗农民疾患，培训基层医务人员，改善农村卫生条件做了大量的工作。

1966年6月进入"文化大革命"时期，教学工作停止，招生也被迫中断。前三届插班生均已完成了八年计划的本科课程，后七届共433名学生则尚未完成教学计划规定的课程。1968年和1970年，第三届毕业生30人和后七届学生都被分配到东北和西北工农业生产的基层单位，一面"接受工农兵的再教育"，一面做基层医生。这些学生在学校期间，由于参加各种政治活动，没有完成教学计划安排的所有课程，缺乏临床实践训练，很多人甚至连医预科都没有读完。1970年，中国医科大学奉命停办，这是协和历史上第三次、新中国成立后第二次停办。

协和第二次复校

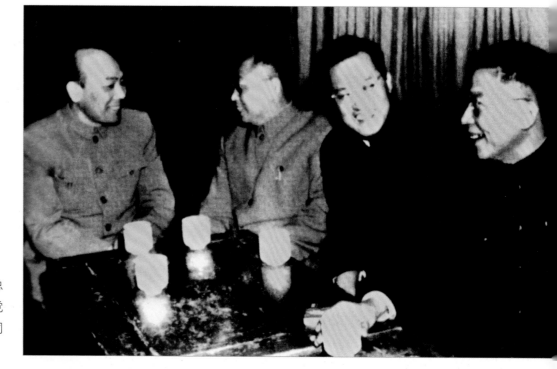

1959 年 6 月 5 日，陆定一副总理（右一）与中国医学科学院党委书记张之强（右二）等领导同志商谈医科大学复校问题。

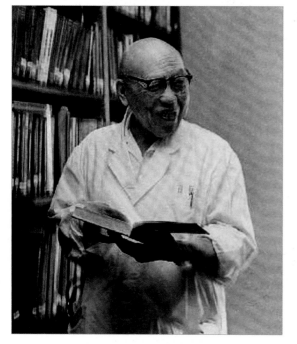

张孝骞 内科学教授

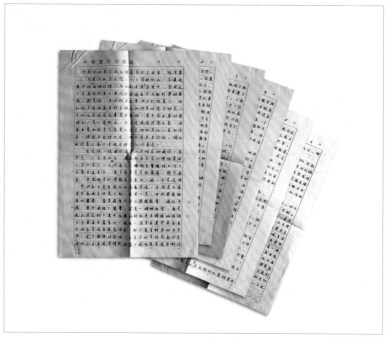

1957 年 5 月，张孝骞以《中国协和医学院应恢复医学生教育》为题，上书中央领导部门，建议国家恢复协和长学制医学教育。

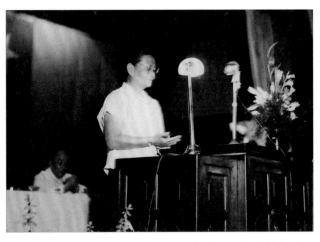

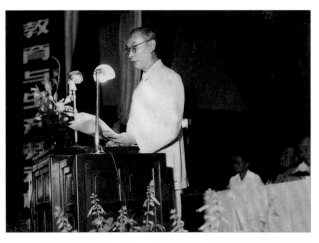

卫生部长李德全在中国医科大学成立暨开学典礼上讲话

黄家驷校长在中国医科大学成立暨开学典礼上讲话

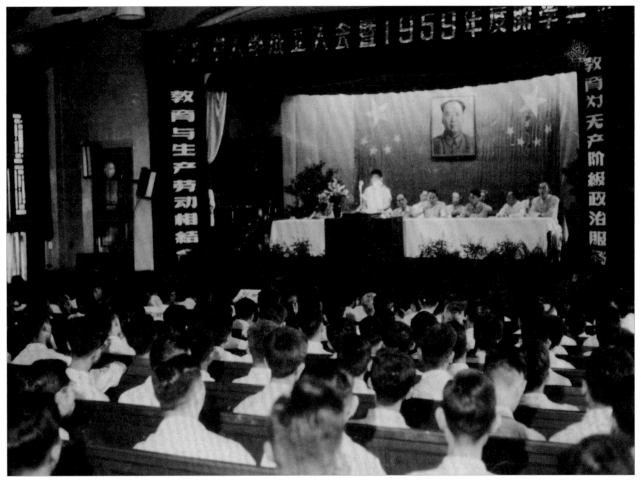

1959 年 9 月 5 日中国医科大学举行开学典礼

亲切关怀

新中国成立以来，党和政府十分关心我国医药卫生事业的发展，中国医科大学的发展建设，更是得到了历届党和国家领导人的高度重视和大力支持。毛泽东、刘少奇多次接见院校的科学工作者，对他们的工作和成绩给予了高度肯定和赞扬。20 世纪 50—60 年代，周恩来、朱德、陈毅、李先念等多位党和国家领导人更是亲自深入中国医学科学院的科研单位进行视察。党的关怀极大地鼓舞了院校广大医务工作者和科技人员，即使在政治环境及科研环境十分困难时期，协和人都没有放弃全心全意发展我国医药卫生事业的努力，为探索医学奥秘、攀登科学高峰，坚定笃行，矢志不渝。

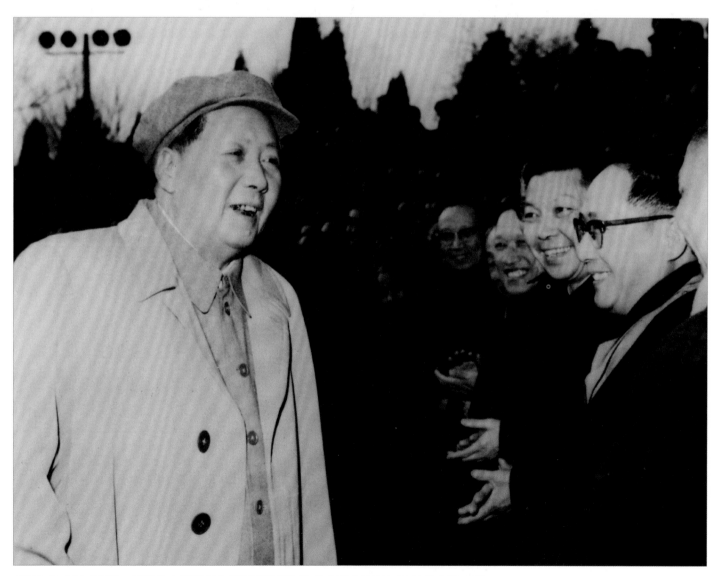

1963 年 3 月 10 日，毛泽东主席接见全国医学科学工作者会议代表时与沈其震亲切交谈

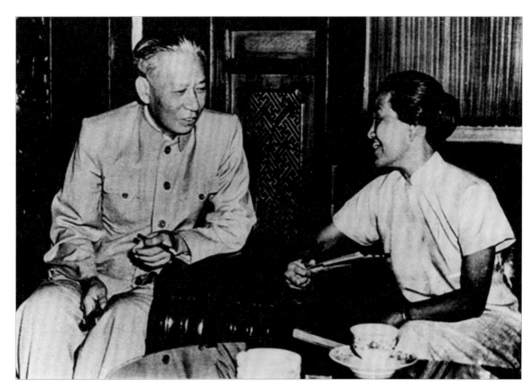

刘少奇主席会见林巧稚教授

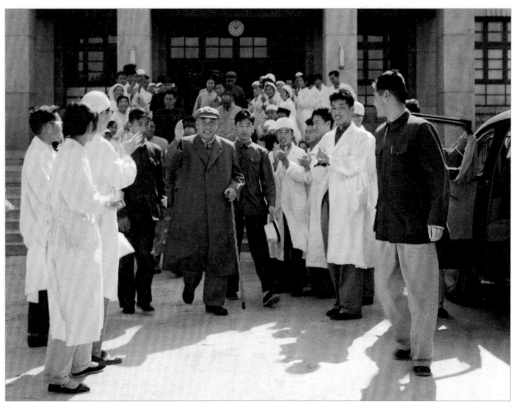

1965 年 4 月，朱德委员长视察
医学生物学研究所，受到职工
们的热烈欢迎，图为朱德委员
长步出疫苗生产楼时的情景。

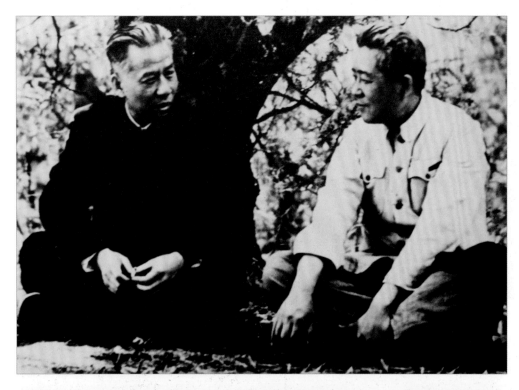

刘少奇主席与皮肤病研究所胡传揆
所长促膝交谈

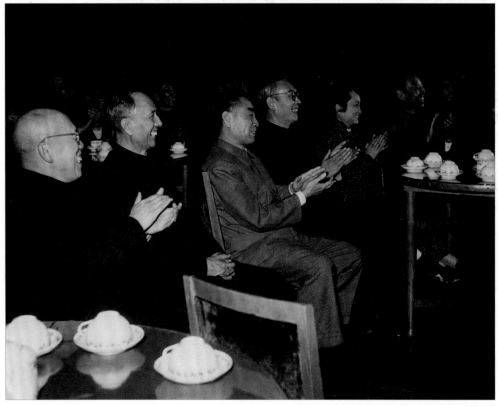

1962 年 12 月 27 日在中华医学会
新年联欢会上，周恩来、彭真、陆
定一与中国医学科学院医务工作者
在一起。

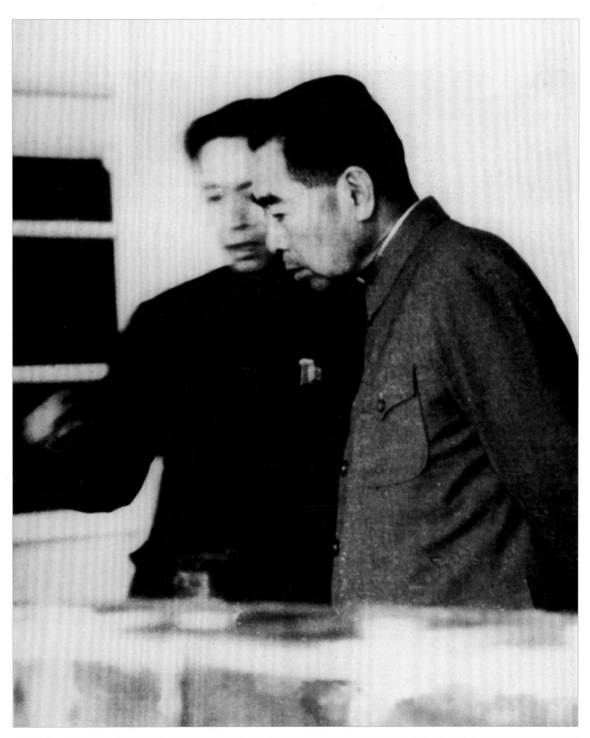

1955年，江苏南通发生脊髓灰质炎大流行，顾方舟教授带领科研团队研制成功国内首个脊髓灰质炎口服活疫苗，1963年首创疫苗糖丸新剂型，惠及亿万儿童。图为1961年周恩来总理视察医学生物学研究所时听取所长顾方舟教授汇报脊髓灰质炎减毒活疫苗生产情况。

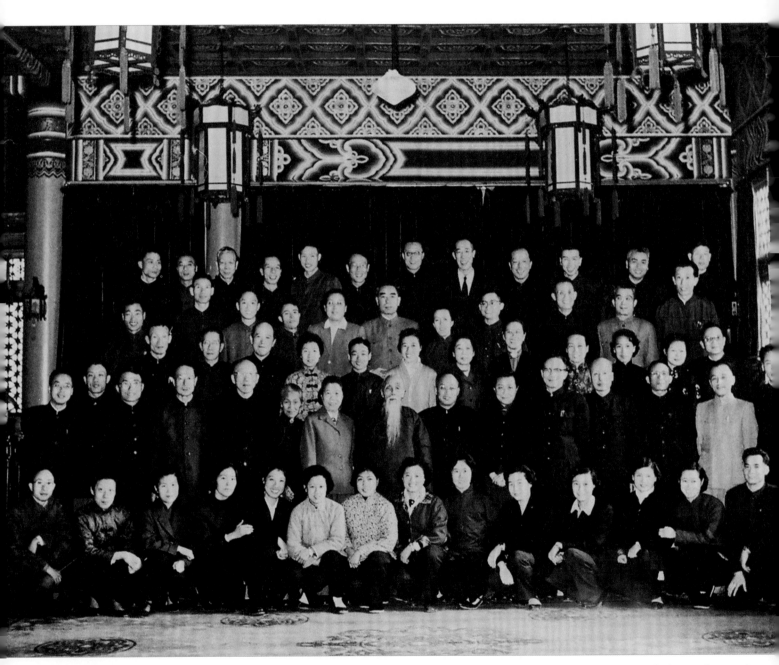

1961 年 12 月，周恩来总理和邓颖超在中南海紫光阁答谢并接见北京协和医院、北京医院和中医研究院部分医务人员。中国医科
大学数十位医务工作者参加了答谢会。

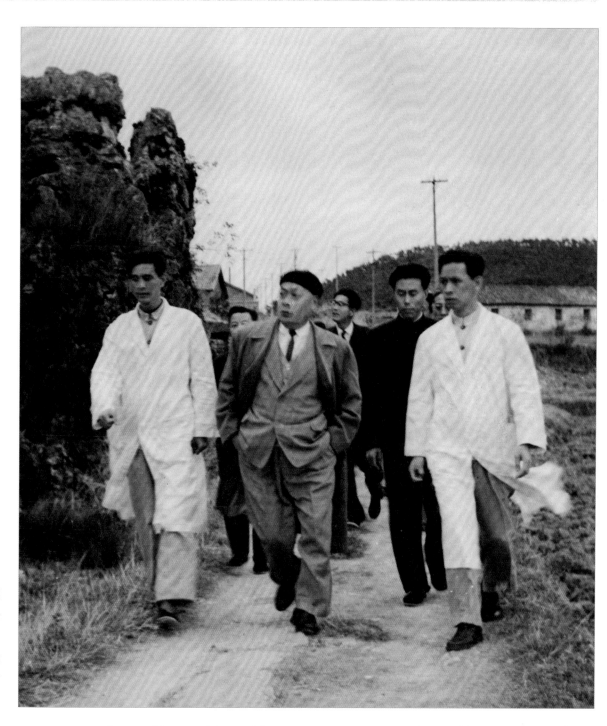

1962 年，陈毅副总理在视察位于云南昆明西郊玉案山花红洞的医学生物学研究所猿猴繁育基地途中。

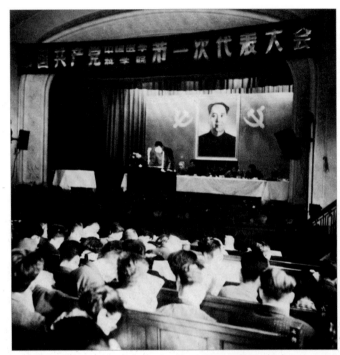
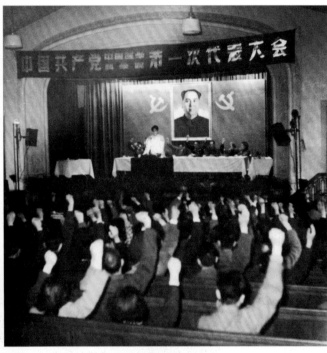

1960 年 5 月 7 日，中国共产党中国医学科学院第一次代表大会召开，党委书记张之强作党委工作报告，大会通过候选人。

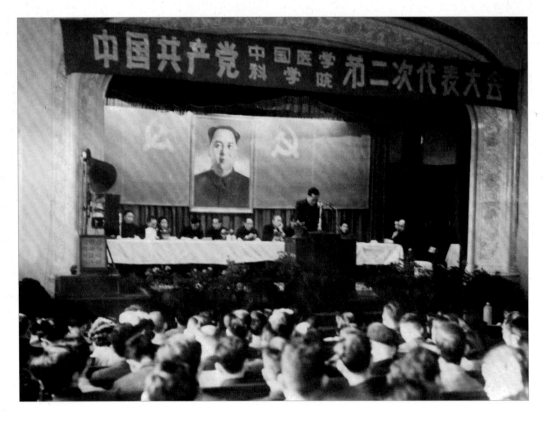

1963 年 3 月，中国共产党中国医学科学院第二次代表大会召开。

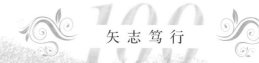

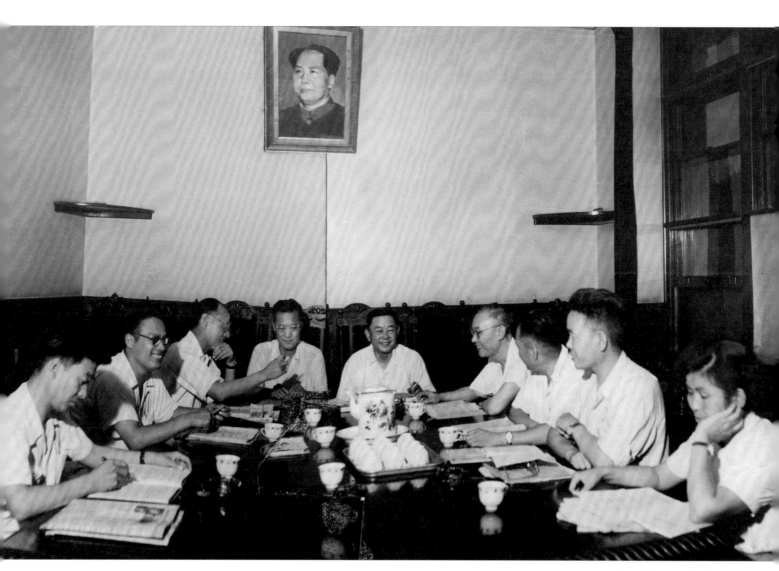

党委常务委员会会议

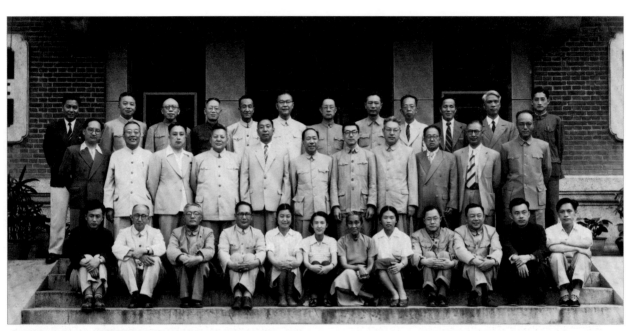

参加全国"十二年科学规划"的医学组科学家合影

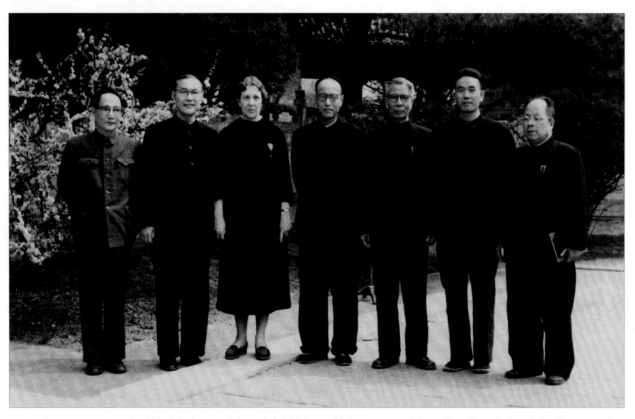

1960 年 4 月 12 日，欢送苏联专家西尼金娜，左起沈其震、黄家驷、西尼金娜、薛公绰、张鋆、郭福芝、张锡钧。

矢 志 笃 行

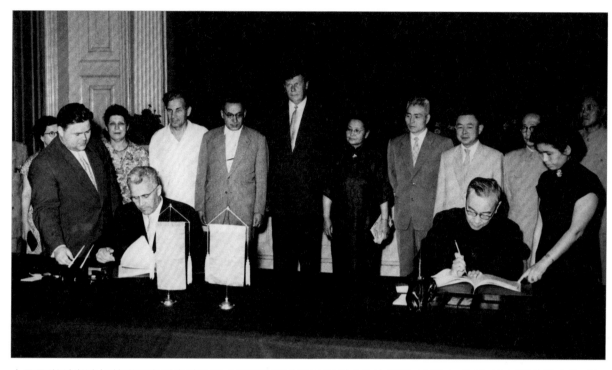

中国医学科学院与苏联医学科学院在重大医学问题方面的科学合作协议于 1960 年 6 月 10 日举行签字仪式。黄家驷院长与苏方第一副院长济马可夫签署协议书，李德全、钱信忠、白希清、沈其震、张之强和苏联驻华大使等参加签字仪式。

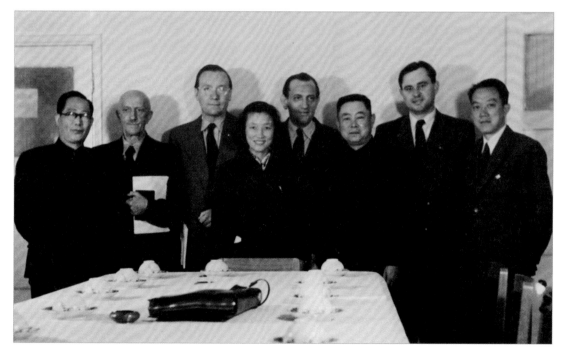

20 世纪 50 年代沈其震和白希清与来访的外宾合影

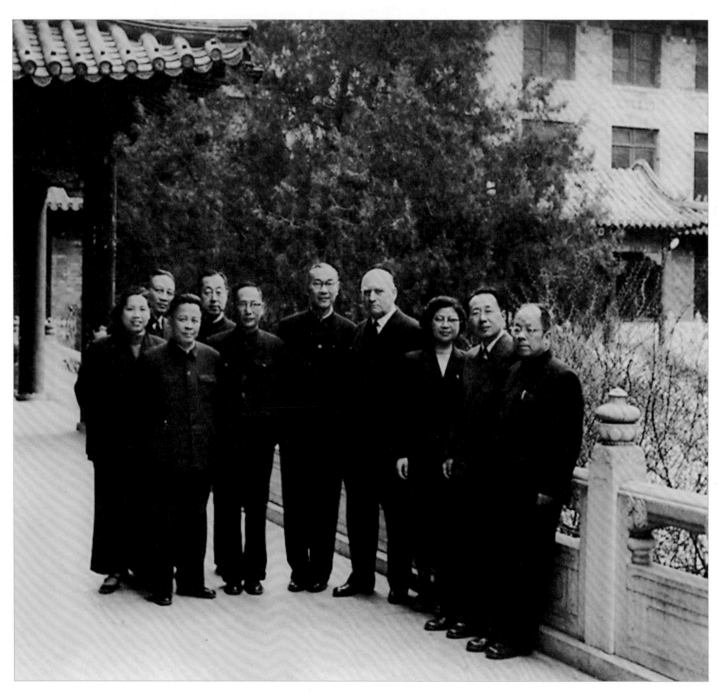

中国医学科学院院长黄家驷、副院长沈其震与院校专家会见比利时生理学家海门斯教授

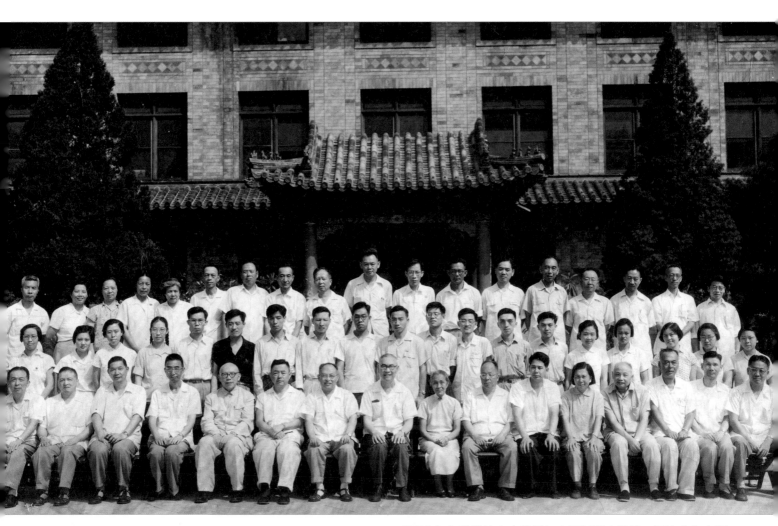

1964 年 9 月学校专家教授与中国医科大学第一届毕业生合影

确立"三高""三基""三严"办学方针

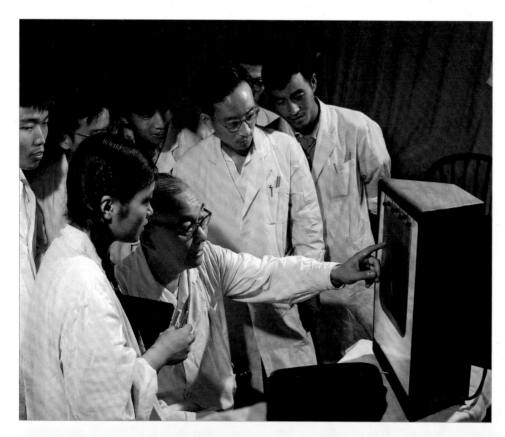

黄家驷教授指导医学生

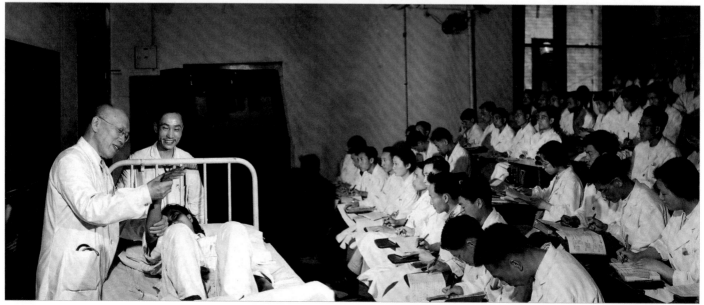

张孝骞教授在进行临床教学

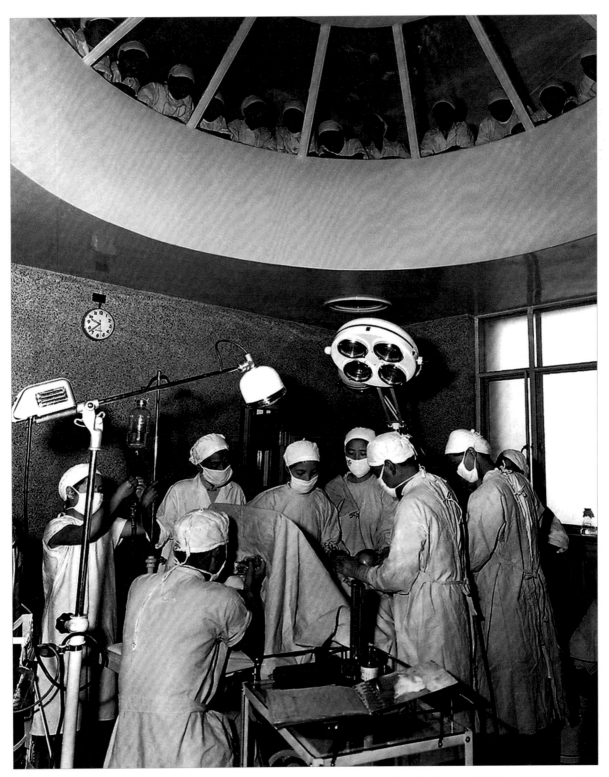

北京协和医院妇产科进行肿瘤切除手术观摩

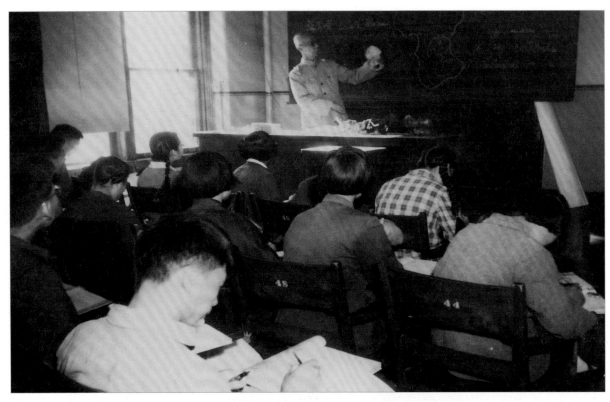

解剖学系张鋆教授在给医学生讲课

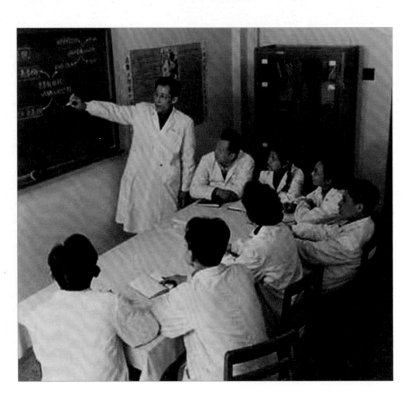

生物化学系王世中教授为生化教研室
教师作示范教学

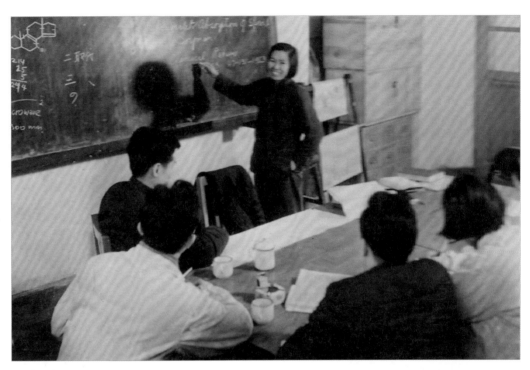

药物化学系黄量教授在讲课

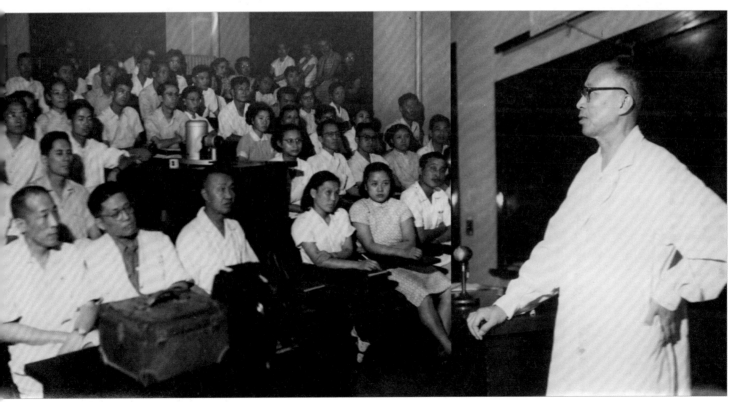

病理学系胡正详教授在病理讨论会上

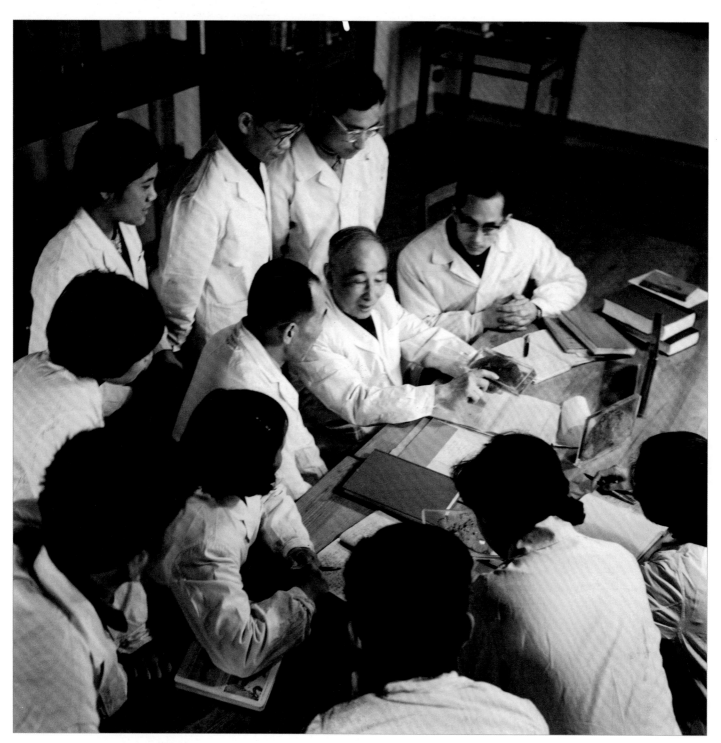

病理学系侯宝璋教授指导青年学生

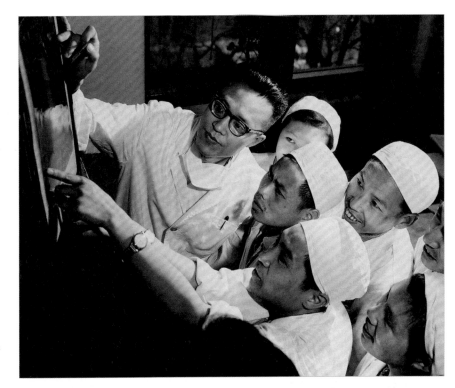

心内科专家方圻教授指导青
年医师

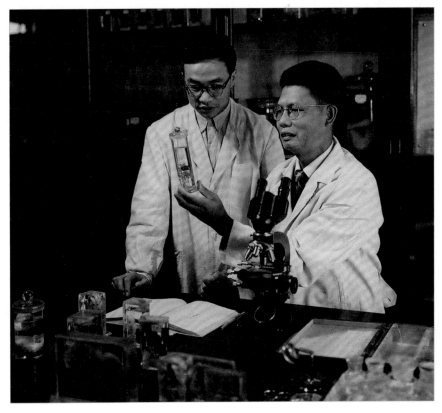

细胞生物学家薛社普教授指
导科研人员观察胚胎标本

教育改革

为了改进教学方法，提高教学效果，1965年6月，中国医科大学召开教改经验总结会议，各教研组展出了教改的教具，卫生部领导和北京地区兄弟院校有关领导和教师前来参观，对学校教改工作给予了高度评价。

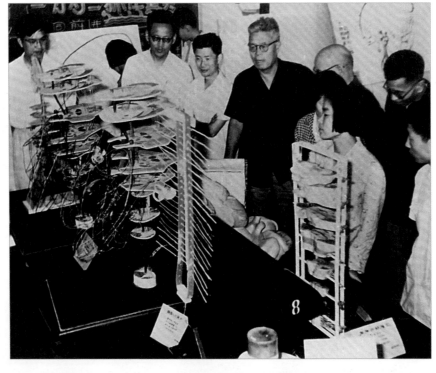

基础、临床课教师参观解剖教研室的教具改革展览。

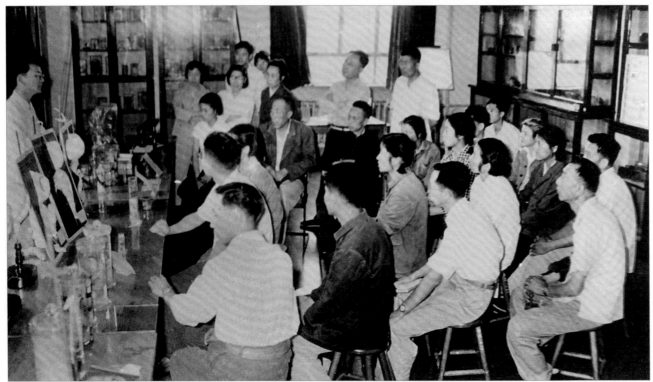

基础、临床课教师参观胚胎学教研室利用多种多样方式改进教学法的展览

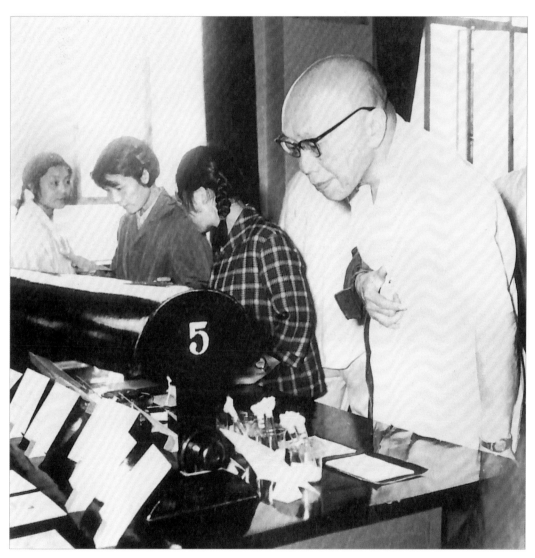

张孝骞教授参观微生物教研室教学法改革展览

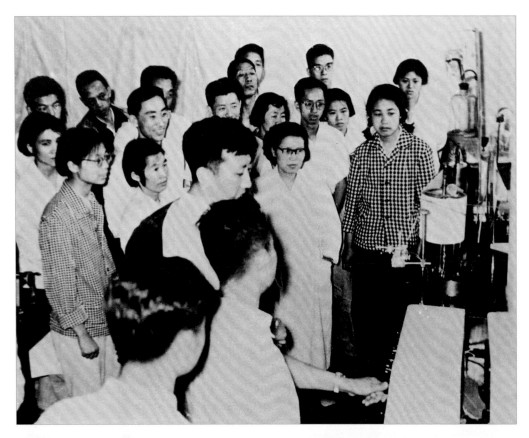

基础、临床课教师参观生理教研
室课堂示教革新展览

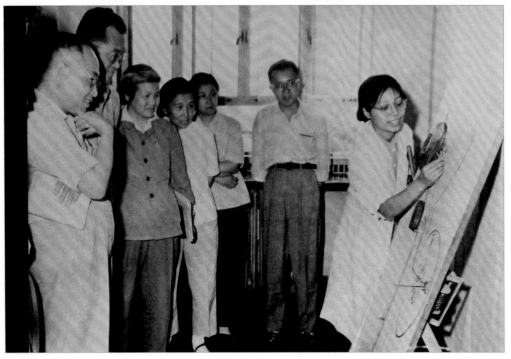

大体解剖教研室讲师冯家笙向前
来参观的卫生部副部长崔义田、
医科院党委书记张之强、教育处
长张苣芬，教育长章央芬介绍教
具改革经验。

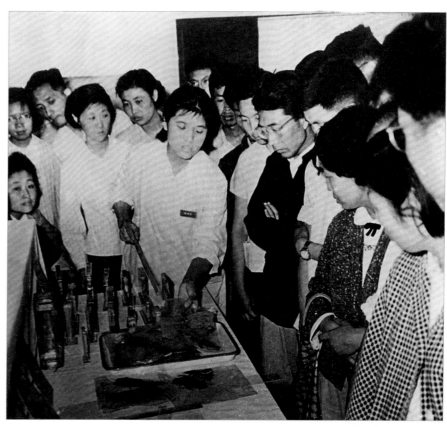

兄弟院校教师参观学校病理解
剖教研室利用国产塑料制作大
体标本的过程

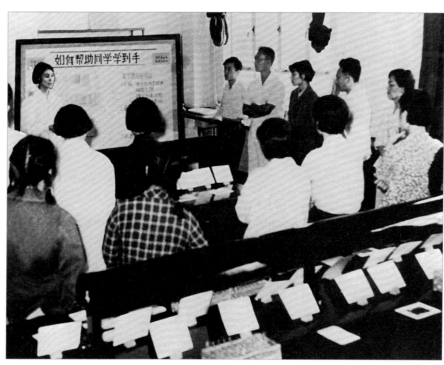

基础课教研室教师听取微生物
教研室教学法改革介绍

学生课外生活

中国医科大学在吸取旧协和教学好经验的同时，注重加强党对教学工作的领导，认真贯彻党的教育方针，党团组织和全体教师们经常对学生进行爱国主义思想教育，帮助他们树立正确的世界观、人生观。为了培养医学生全面发展，医大的教学计划除了专业课外，还安排了政治课、劳动课和党团活动。共青团也经常组织体育文娱活动，增强体质，促进同学之间的友谊和团结。学校每学期组织学生到校内、工厂、农村劳动，使同学们接触群众、了解社会，增进与劳动人民的感情，在实践中培养劳动观念。

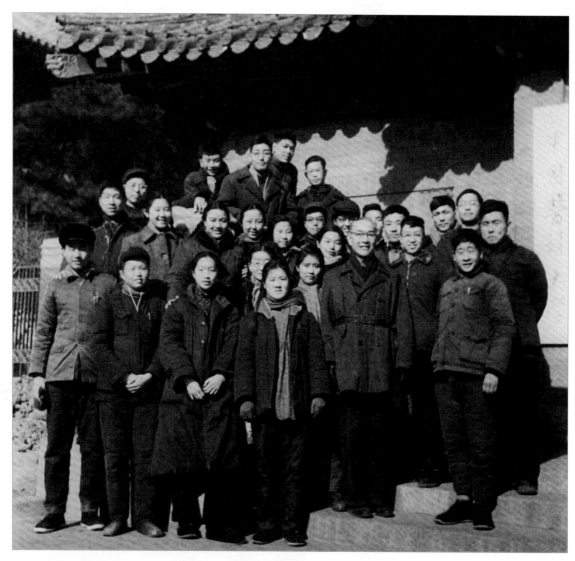

1962 年冬，黄家驷校长与八年制医预科学生在学校门口

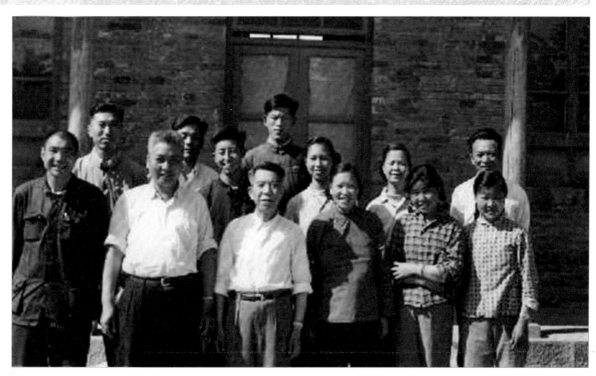

1963 年实验医学研究所杨简教授带领实验病理组学生及科研人员在河南林县

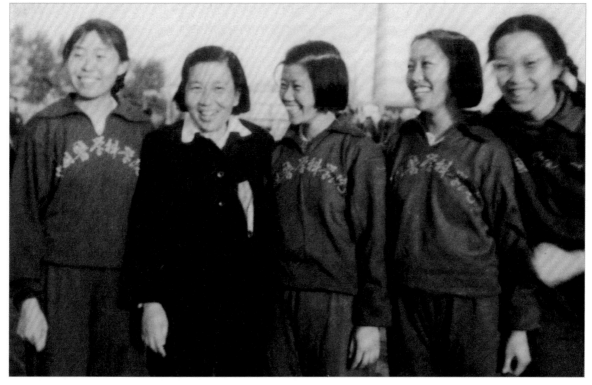

1964 年在学生运动会上同学们与章央芬教育长在一起（左起：张颖、章央芬、茹美莲、徐承慧、江美莲）

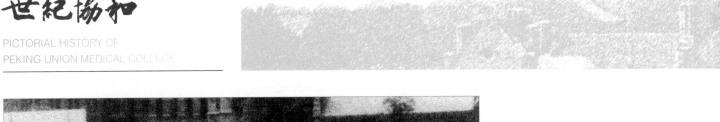

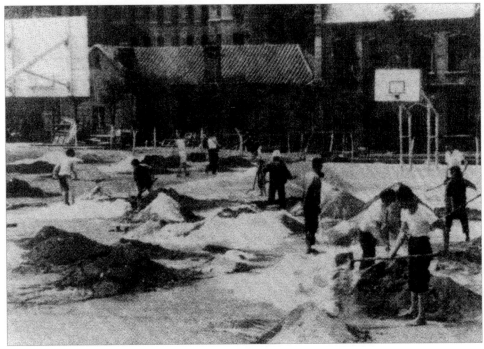

1960 年，学校组织同学们义务劳动，自修操场，树立劳动观念。

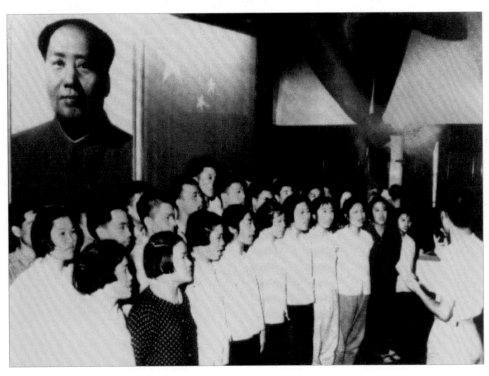

1965 年各班级开展文艺活动

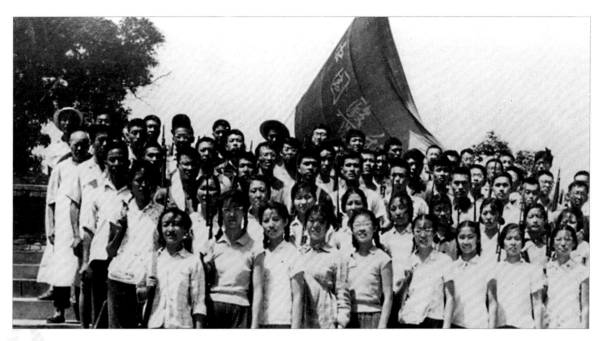

1965 年医学生参加军训时合影

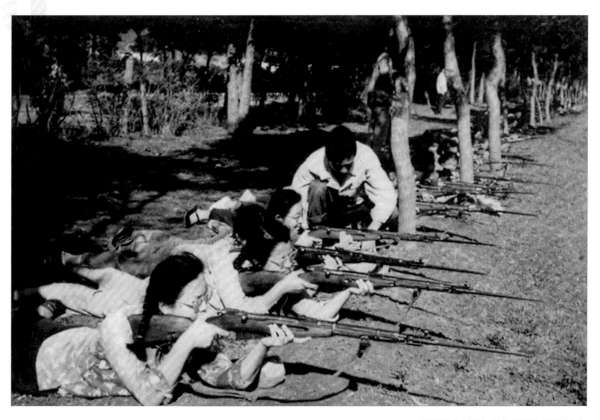

1965 年学生参加军训实弹射击

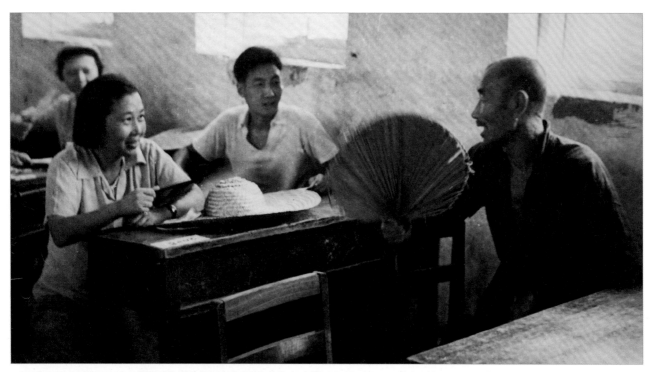

1963 年章央芬教育长带领学生到大兴县参加劳动

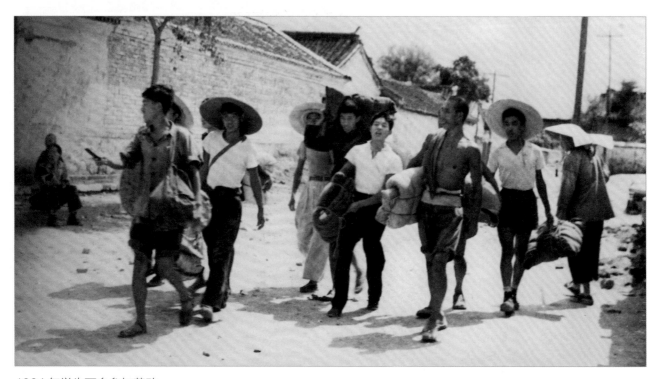

1964 年学生下乡参加劳动

20世纪60年代中期，随着"左"倾思想日益发展，政治活动越来越多地挤占业务教学，学生下乡劳动由4周改为整个学期，至此思想教育完全政治化。1965年秋，中国医科大学师生300余人到湖南湘阴白塘公社参加社会主义教育运动，时间长达4个月，这一运动在当时可以说是"文革"的前奏。

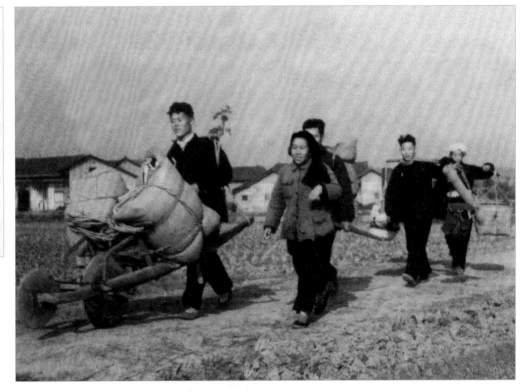

1965年，教育长章央芬率师生赴湖南湘阴参加社会主义教育活动途中。

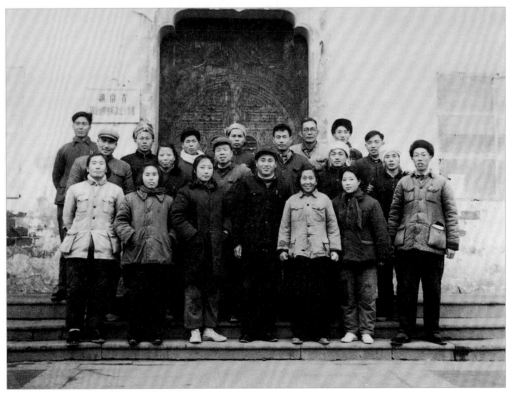

1965年秋，在湖南湘阴县参加社教活动的部分工作队员合影。

巡回医疗队

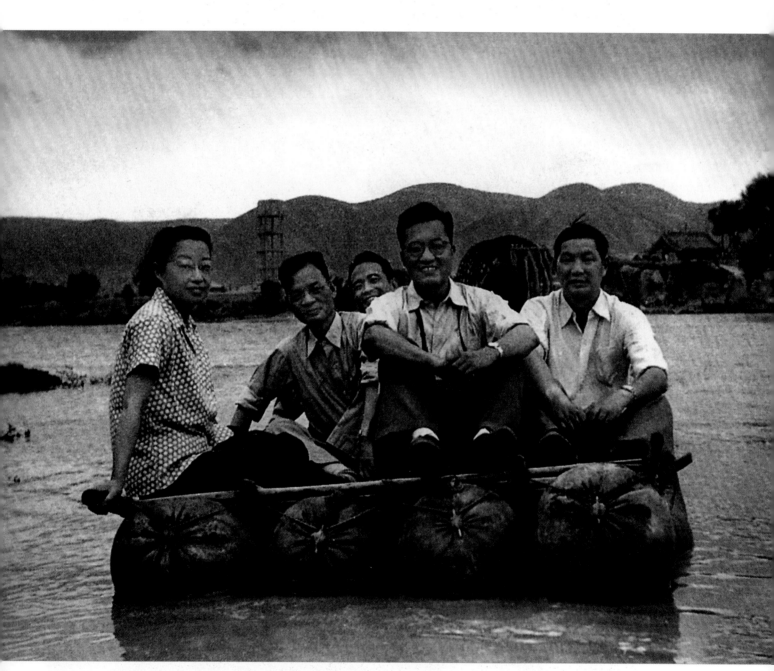

1965 年，中国医学科学院党委书记张之强带领农村巡回医疗队下乡巡回医疗。左起：刘炽明、张庆松、张之强、李洪迥。

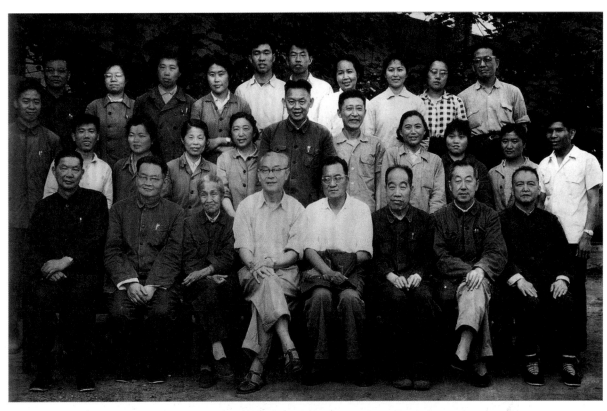

中国医学科学院农村巡回医疗队赴湖南湘阴县开展农村医疗工作时合影

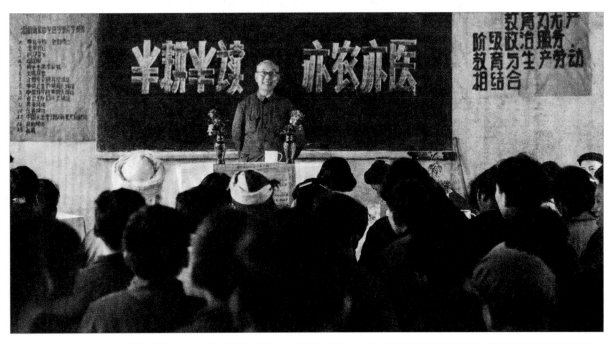

巡回医疗队在湖南湘阴县开办的两年学制、半农半读的医学班开学，黄家驷教授亲自授课。

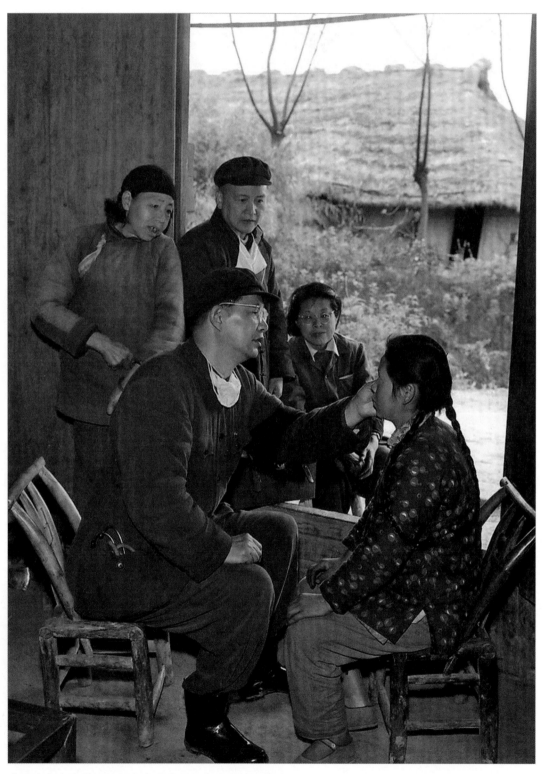

皮肤病专家李洪迵教授在湖南湘阴县为农民检查疾病

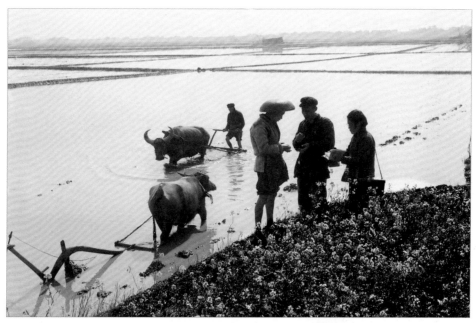

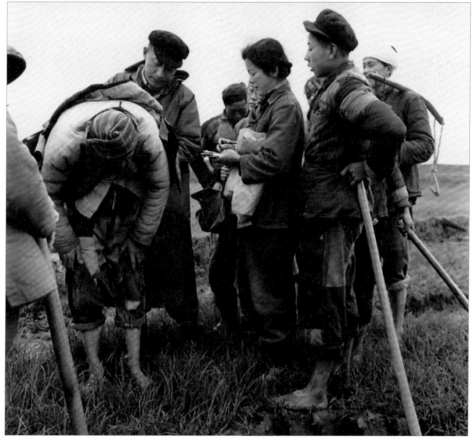

麻醉学专家尚德延教授在湖南湘阴县为农民检查疾病

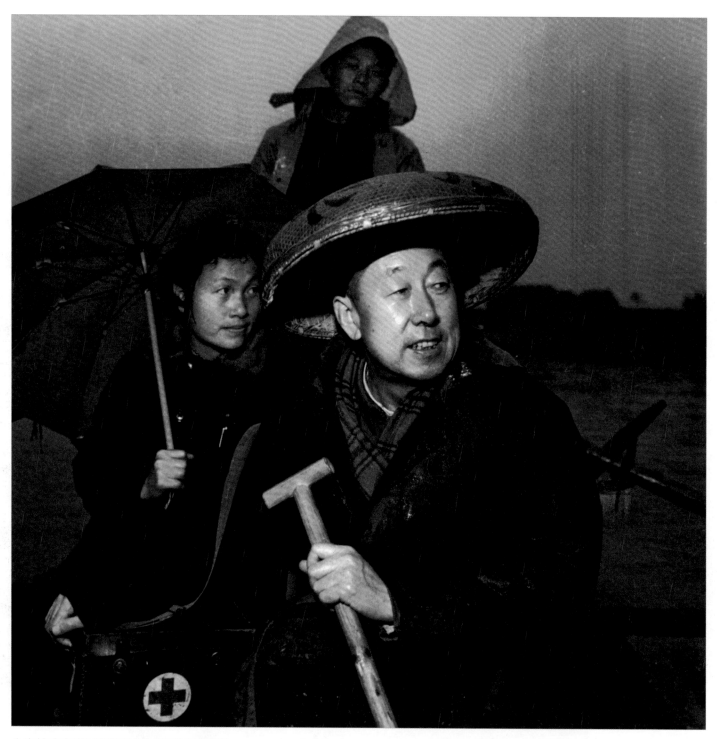

心血管病专家吴英恺教授冒雨到农家巡诊

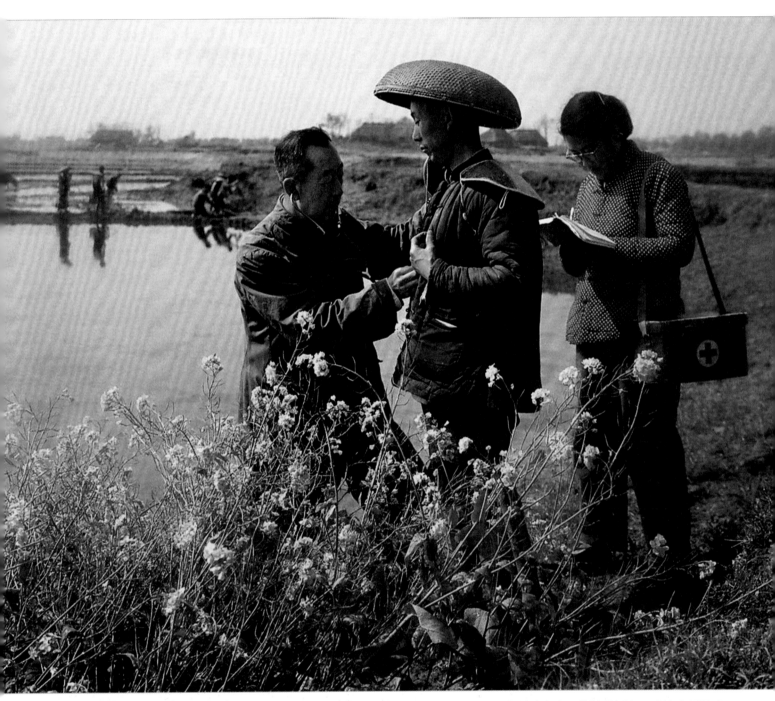

心血管病专家吴英恺教授在田头为农民诊病

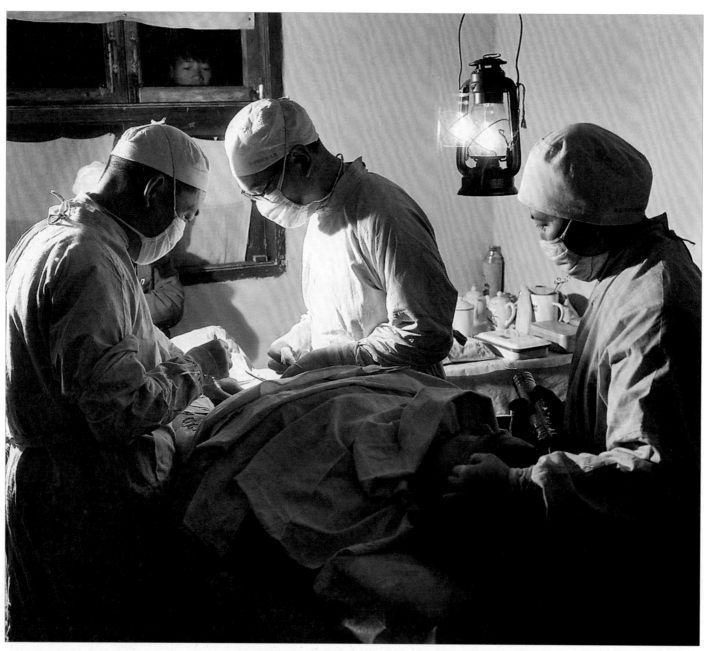

胸心外科专家黄家驷教授，麻醉学专家尚德延教授在农舍建起的手术室中完成了一例胸壁结核切除术。

1959 — 197

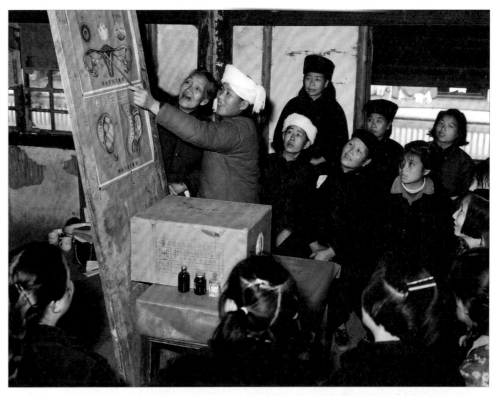

妇产科专家林巧稚教授在湖南湘阴
县培训不脱产接生员

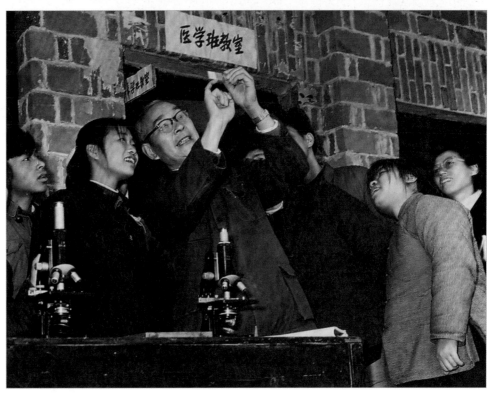

黄家驷教授在湖南湘阴县开办的农
村医学班上，指导学员看细胞结构。

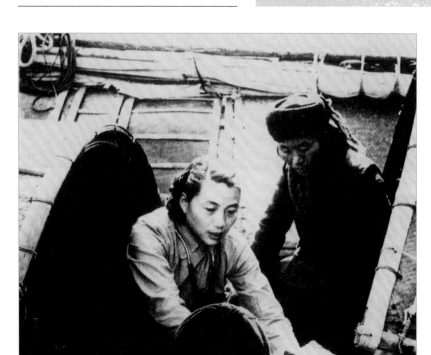

协和医院内科专家金兰教授在渔
船上为农民诊病

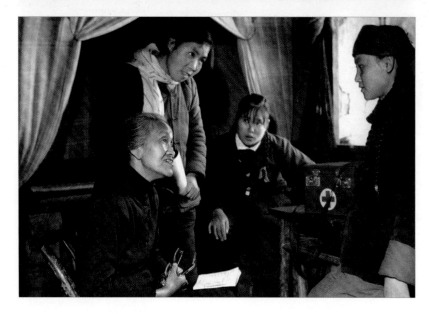

林巧稚教授带领赤脚医生到产妇
家里宣传科学育儿知识

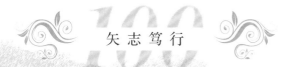
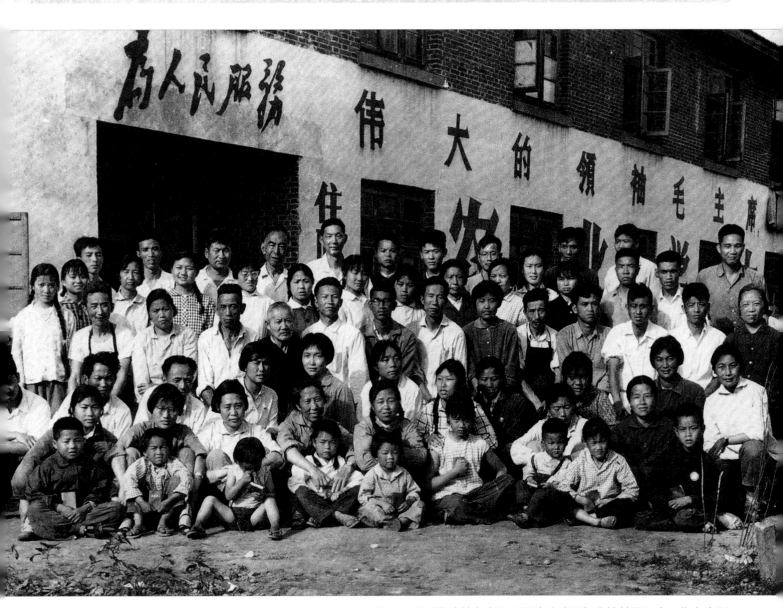

中国医学科学院赴湖南巡回医疗队成员与当地基层卫生工作者合影